Prosecco, Powernaps und das Leben am Limet

Willkommen zu „Powernap und Prosecco“ – dem ultimativen Leitfaden für alle, die bereits die magische Schwelle des Lebens nach 40 überschritten haben. Es gibt viele Weisheiten über das Älterwerden, aber die wichtigste ist: Es gibt kaum etwas, das nicht durch einen guten Powernap und ein Glas Prosecco gelöst werden kann.

Warum ist dieses Buch entstanden? Weil das Leben ab 40 uns nicht mehr allzu ernst nimmt – und wir sollten es auch nicht! Es beginnt mit dem ersten grauen Haar und endet in einem Dschungel aus Lesebrillen, Rückenschmerzen und der ständigen Frage, warum auf einmal alle Menschen im Straßenverkehr den Verstand verloren haben. Das alles wirkt auf den ersten Blick einschüchternd, aber die gute Nachricht ist: Mit einem Powernap kann man fast alles überstehen. Und wenn das nicht reicht, hilft ein kühler Prosecco, um den Rest des Tages mit einem Lächeln zu meistern.

In diesem Buch geht es darum, die Herausforderungen des Alltags mit einer Prise Humor zu sehen. Ob es die plötzliche Müdigkeit nach 14 Uhr ist oder der Drang, Dinge zu kaufen, die man eigentlich nicht braucht – jede kleine Anekdote zeigt dir, dass du mit diesen Gedanken nicht allein bist. Und ja, es ist völlig in Ordnung, sich mehr auf den nächsten Powernap zu freuen als auf die nächste Party.

Also lehne dich zurück, schnapp dir ein Glas Prosecco und lass uns gemeinsam über die kleinen (und manchmal großen) Probleme des Lebens ab 40 lachen. Denn wenn wir eines gelernt haben, dann das: Prosecco und Powernaps sind wahre Lebensretter!

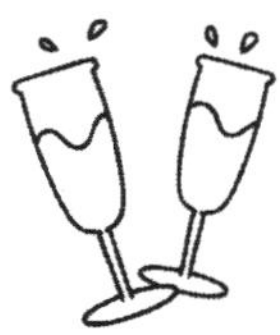

Willkommen im Überlebensmodus

Wenn du dieses Buch aufgeschlagen hast, dann bist du wahrscheinlich bereits im Club derjenigen, die das Leben ab 40 mit einer großen Portion Humor und einer noch größeren Portion Prosecco meistern. Und das ist gut so! Denn mit der richtigen Balance aus Lachen und Pausen lässt sich der Alltag gleich viel besser bewältigen.

Warum „Entspannungsmodus"? Ganz einfach: Mit zunehmendem Alter wird der Wunsch nach Ruhe und Erholung immer präsenter. Wir haben uns das verdient! Powernaps sind nicht mehr nur eine Ausrede, um auf der Couch zu liegen, sondern ein fester Bestandteil des Tagesprogramms. Und Prosecco? Nun, der ist unser kleiner Begleiter, der dafür sorgt, dass auch die anstrengendsten Tage ein prickelndes Ende finden.

In diesem Buch nehmen wir das Leben ab 40 liebevoll auf die Schippe. Es geht um die kleinen Dramen des Alltags – vom ersten grauen Haar bis zu den unkontrollierten Einkaufsexzessen, die oft in einer neuen Handtasche enden. Dabei vergessen wir nie:

Entspannung ist der Schlüssel, um das Leben mit Leichtigkeit zu meistern. Manchmal reicht dafür ein kurzer Powernap, manchmal braucht es ein ganzes Glas Prosecco. Aber immer gilt: Das Leben darf Spaß machen, und die besten Momente sind die, in denen wir uns zurücklehnen und einfach genießen.

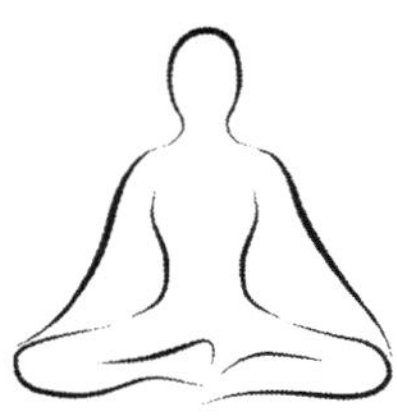

Das erste graue Haar – Hallo, Midlife-Crisis!

Es war ein normaler Tag. Ich stand im Bad und versuchte, meine Haare zu bändigen. Da sah ich es – mein erstes graues Haar. Es funkelte mich an, als hätte es sich besonders viel Mühe gegeben, sichtbar zu sein. Zuerst dachte ich, es sei ein Lichtreflex. Aber nein, es war echt. Unübersehbar. Panik! Midlife-Crisis incoming? Ein graues Haar – das Symbol für den Anfang vom Ende. Hatte ich nicht gerade meinen 30. Geburtstag gefeiert? Und nun stehe ich hier und starre auf dieses graue Etwas, als würde es mich auslachen.

Natürlich tat ich, was jede tun würde: Ich zog es raus. Problem gelöst! Doch kaum war es draußen, hatte ich Bedenken. War das mein Schicksalshaarkleid? Würden jetzt zehn neue graue Haare nachwachsen? Plötzlich sah ich mich in ein paar Monaten mit einer grauen Mähne – bereit, dem Club der grauen Damen beizutreten.

Eins ist sicher: Ein graues Haar ist keine Katastrophe. Es ist normal, dass sie irgendwann auftauchen. Aber in dem Moment fühlte es sich an wie ein Zeichen des Universums, dass die nächste Lebensphase beginnt. Willkommen, Midlife-Crisis!

Ich ging die typischen Anzeichen durch: Spontaner Wunsch nach einem Tattoo? Check. Der Drang, Yoga zu machen? Check. Faszination für teure Cremes? Doppel-Check! All diese Signale, die ich ignoriert hatte, wurden durch ein graues Haar zum Thema.

Als ich es Susi erzählte, lachte sie. „Das ist nur der Anfang“, meinte sie, während sie Prosecco trank. „Warte, bis du Duftkerzen sammelst und Bio-Kochbücher liest.“ Wir lachten beide, aber ich wusste: Es ist soweit. Aber weißt du was? Es gibt Schlimmeres. Wenn Älterwerden bedeutet, ein graues Haar zu finden und dabei Prosecco zu trinken – dann ist das in Ordnung. Ein graues Haar macht uns nur weiser und – hoffentlich – charmanter.

Also, willkommen graue Haare! Ihr dürft bleiben. Aber seid gewarnt: Nächstes Mal gibt's nicht nur Prosecco, sondern vielleicht einen neuen Haarschnitt. Ihr werdet mich nicht unterkriegen!

Wenn die Brille zum besten Freund wird

Es war nur eine Frage der Zeit. Irgendwann erwischt es jede von uns. Eines Tages stehst du vor dem Spiegel, kneifst die Augen zusammen und fragst dich, warum die Schrift auf der Kosmetikverpackung plötzlich winziger wirkt. Das Ende der Jugend? Nein, nur der Anfang der Ära „Lesebrille“. Und so beginnt die Reise, auf der die Brille dein neuer, ständiger Begleiter wird.

Zuerst weigerte ich mich, eine Brille zu tragen. „Ich sehe doch prima!“, rief ich stolz, während ich die Speisekarte im Restaurant immer weiter von mir weg hielt. Doch irgendwann half auch das nicht mehr. Die Augen machten schlapp. Also, ab zum Optiker. Und siehe da: Ich brauchte tatsächlich eine Brille. Nicht nur zum Lesen – nein, die Welt an sich begann zu verschwimmen.

Zu Hause angekommen setzte ich die Brille auf und erlebte den „Aha-Moment“: Plötzlich war alles scharf! Die Buchstaben, die ich zuvor als winzige schwarze Striche wahrgenommen hatte, waren wieder gut lesbar. Es war fast, als hätte jemand den HD-Modus in meinem Leben aktiviert. Aber dann passierte es: Ich legte die Brille irgendwo ab und... fand sie nicht mehr.

Und so begann das ewige Suchen. Wo habe ich die Brille diesmal hingelegt? Auf dem Kopf, in der Küche, im Auto? Die Brille wurde mein bester Freund – und gleichzeitig mein größter Feind. Kein Tag verging, ohne dass ich panisch nach ihr suchte, nur um festzustellen, dass sie die ganze Zeit auf meiner Nase saß.

Aber das Schlimmste sind die Gespräche mit Gleichaltrigen. Man trifft sich, und statt über die neusten Modetrends zu reden, diskutieren wir über die besten Brillenmodelle. „Meine hat einen Gleitsicht-Effekt“, schwärmt Susi, während ich überlege, ob meine nicht doch etwas schicker sein könnte.

Also, willkommen in der Welt der Brillenträger. Es ist eine seltsame neue Phase, aber immerhin sehe ich wieder klar. Und das Beste? Mit der richtigen Brille kann man nicht nur lesen, sondern auch jede Menge Stil beweisen. Aber jetzt muss ich sie erstmal wieder finden...

Rambo im Straßenverkehr – Die Welt hat das Fahren verlernt

Es gibt einen Ort, an dem mein innerer Rambo zum Leben erwacht: den Straßenverkehr. Früher fuhr ich entspannt, genoss die Musik und ließ mich nicht aus der Ruhe bringen. Doch heute? Es scheint, als hätten alle anderen das Fahren verlernt! Jeder Tag hinter dem Steuer wird zur Überlebensprüfung, und ich bin überzeugt: Ich bin die einzige, die noch normal fährt.

Fangen wir mit den Langsamfahrern an. Du kennst sie, die, die mit 40 km/h auf der Landstraße herumzuckeln, als wären sie auf einer Kaffeefahrt. Geduld? Fehlanzeige! Mein innerer Rambo brüllt: „Fahr doch schneller, du Bremsschleicher!“ Während ich sie überhole, werfe ich ihnen finstere Blicke zu – in der Hoffnung, sie spüren meine stille Wut.

Dann gibt es die „Nicht-Blinker“. Diese Meister der Überraschung manövrieren sich ohne Vorwarnung in die Spur, als würden sie glauben, Blinker seien eine unnötige Erfindung. Hier kommt Rambo wirklich zum Vorschein: „BLINKEN! Es kostet dich nichts!“ Manchmal fantasierte ich davon, eine eigene Verkehrspolizei zu gründen – mit mir als gnadenloser Anführerin, die Bußgelder direkt aus dem Fenster verteilt.

Aber die Könige des Wahnsinns sind die Drängler. Diese Typen kleben dir so dicht am Heck, dass du denkst, sie wollen sich anhängen, um Sprit zu sparen. Es ist ein unerklärliches Naturgesetz: Je dichter sie auffahren, desto langsamer wird meine Fahrt. Klar, Rambo ist nicht zu bremsen, aber wenn ich provoziert werde, fahre ich erst recht wie eine Schildkröte. Strafe muss sein!

Natürlich darf der tägliche Parkplatzkampf nicht fehlen. Ich habe einen unsichtbaren Preis für den „Besten Parkplatzspäher“, der immer dann auftaucht, wenn ich gerade einen Platz ergattert habe. Dann das Nerven zerreißende Einparken – während sich der Parkplatzstalker in Hab-Acht-Stellung hinter mir positioniert und mir das Gefühl gibt, als würde ich für meinen Führerschein neu geprüft.

Aber das ist noch nicht alles. Die Fußgänger, die plötzlich die Straße überqueren, als hätten sie alle Zeit der Welt. "Was soll's", denke ich, "ich habe ja nur eine grüne Ampel." Die inneren Monologe meines Straßenkriegers sind endlos, und der Verkehrswahnsinn bringt mich jedes Mal an den Rand des Wahnsinns.

Doch dann, tief durchatmen. Der innere Rambo kühlt sich ab, und ich erinnere mich: Am Ende des Tages bin ich selbst mal eine dieser „anderen“ Fahrerinnen. Na gut, vielleicht nicht ganz, aber für heute reicht es. Parken. Zündschlüssel raus. Und erstmal einen Prosecco.

Instagram: Wieso sehen alle besser aus als ich?

Es gibt einen Moment, den ich jedes Mal erlebe, wenn ich Instagram öffne: Ich scrolle durch meinen Feed und stelle fest, dass scheinbar alle besser aussehen als ich. Jeder hat die perfekte Haut, die perfekten Haare und natürlich das perfekte Leben. Ob es nun die strahlend weißen Zähne oder die makellosen Urlaubsfotos sind – ich frage mich immer wieder: „Wieso sehe ich nicht so aus?"

Die Antwort ist wahrscheinlich einfach: Filter. Aber trotzdem ist da dieses nagende Gefühl, dass ich der einzige Mensch auf der Welt bin, der im echten Leben nicht aussieht, als käme er gerade aus einem professionellen Fotoshooting. Während ich mich durch die glänzenden Bilder von lächelnden Gesichtern scrolle, fange ich an, meine eigene Spiegelung im dunklen Handybildschirm zu betrachten. Ein bisschen Glanz auf der Stirn, ein paar ungebetene Fältchen – nichts, was ein guter Filter nicht in Sekunden verschwinden lassen könnte. Aber im wahren Leben? Tja, da sieht's anders aus.

Instagram ist wie ein Wettbewerb um das schönste Leben. Jeder scheint perfekt durchgestylte Mahlzeiten zu posten, während ich mich frage, ob mein belegtes Brot es wirklich wert ist, abgelichtet zu werden. Aber nein, ich schiebe es schnell zur Seite, bevor ich die Versuchung habe, es zu fotografieren. Wer will schon sehen, dass meine Mittagspause aus einem einfachen Käsebrot besteht, während andere frische Smoothie-Bowls in exotischen Farben genießen?

Dann gibt es die Fitness-Influencer, die scheinbar nie auch nur einen Tag auslassen, um im Gym zu schwitzen. Wie schaffen sie es, dabei immer so verdammt gut auszusehen? Nach fünf Minuten auf dem Laufband sehe ich aus, als hätte ich einen Marathon überlebt – und nicht auf die glamouröse Art. Schweiß, zerzaustes Haar und ein Gesicht, das eher rot als strahlend ist. Kein Filter der Welt könnte das retten.

Trotzdem, Instagram hat etwas Faszinierendes. Ich kann einfach nicht aufhören zu scrollen. Vielleicht ist es die Hoffnung, dass ich doch irgendwann das Geheimnis dieser perfekten Bilder herausfinde. Ist es die Beleuchtung? Die Bearbeitungs-Apps? Oder haben alle anderen einfach mehr Glück mit ihren Genen?

Natürlich weiß ich, dass hinter den meisten Fotos viel Inszenierung steckt. Stundenlanges Posieren, perfekte Winkel, und dann die unvermeidlichen Filter, die alles wie Magie erscheinen lassen. Aber manchmal wünsche ich mir doch, dass das echte Leben auch so einen Filter hätte – zumindest für die Tage, an denen meine Augenringe nicht mal mit einem doppelten Espresso zu verstecken sind.

Am Ende des Tages bleibt nur eine Wahrheit: Instagram ist eine Illusion, aber eine, die wir alle irgendwie lieben. Und solange ich das weiß, kann ich mich entspannt zurücklehnen, durch die perfekt gestylten Bilder scrollen und mir denken: Im echten Leben sehen wir doch alle ein bisschen weniger perfekt aus. Und das ist völlig in Ordnung.

Susi und ich: Einkaufen oder doch Marathontraining?

Jeder Shopping-Tag mit Susi ist ein Abenteuer, das mit dem harmlosen Satz „Lass uns kurz in die Stadt gehen“ beginnt und am Ende wie ein Marathon wirkt. Für Außenstehende mag es wie ein entspannter Shopping-Trip aussehen, aber die Wahrheit ist: Es ist knallhartes Training – körperlich und mental.

Es fängt schon damit an, dass wir uns immer auf einen Kaffee verabreden, bevor der Wahnsinn beginnt. „Nur kurz zum Brunch“, sagt Susi, als wir uns hinsetzen. Natürlich dauert dieser „kurze Brunch“ nie wirklich kurz. Erst nach zwei Prosecco und einer ausgiebigen Diskussion über die Vorzüge von Bio-Kosmetik stehen wir schließlich auf. Gut gestärkt, mit bester Laune, machen wir uns auf den Weg. Und dann beginnt das Rennen.

Susi hat ein System. Wir starten in der Parfümerie. Kein Problem, denke ich, schließlich brauche ich eh ein neues Parfüm. Doch Susi kann nicht einfach nur in ein Geschäft gehen, ein Produkt kaufen und wieder rauskommen. Nein, sie testet. Alles. Düfte, Cremes, Lippenstifte. Nach zwanzig Minuten kann ich nichts mehr riechen und meine Handrücken glänzen wie die von Models nach einem Shooting. „Nur noch kurz ein Make-up testen!“, ruft sie, während ich bereits erschöpft in die Polstermöbel der Wartebereiche sinke. Und das war erst der Anfang.

Dann geht es weiter – in die Modewelt. Hier schlägt Susi’s wahre Shopping-Leidenschaft durch. Jedes Geschäft wird inspiziert. Sie zieht Kleidungsstücke heraus, hält sie sich an und verschwindet damit in der Umkleide. Und ich? Ich bin ihre persönliche Stilberaterin. „Wie steht mir das?“, fragt sie bei jedem Outfit, während ich, ehrlich gesagt, längst den Überblick verloren habe. Meine Füße brennen, mein Kopf raucht. Aber Susi ist gnadenlos: „Nur noch ein Geschäft, versprochen!“

Dieses Versprechen hält allerdings nie. Es gibt immer noch das Schuhgeschäft, das man „kurz“ besuchen muss. Und dann Accessoires – „Schau mal, die Tasche passt doch perfekt zu meinem neuen Kleid!“ Ich bin überzeugt, dass die Shopping-Welt Susi wie eine Olympionikin trainiert. Sie rennt von Geschäft zu Geschäft, während ich hinterherhinke und überlege, ob ich wirklich so fit bin, wie ich dachte.

Irgendwann gegen Nachmittag, nach endlosen Stunden und unzähligen Anproben, merke ich, dass wir tatsächlich eine Art Shopping-Marathon hinter uns haben. Ich schleppe meine Einkaufstüten wie eine Läuferin, die den letzten Kilometer übersteht. Doch Susi? Sie strahlt noch immer, als hätte sie gerade erst angefangen. „Na, was sagst du? Lust auf einen Prosecco?“ Ich sehe sie an und nicke, zu erschöpft für Worte.

Während wir den Tag in einem Café ausklingen lassen, denke ich darüber nach, dass Shopping mit Susi nichts für schwache Nerven ist. Es erfordert Kondition, Durchhaltevermögen und starke Nerven – aber es ist auch unglaublich lustig. Am Ende des Tages fühlt es sich vielleicht wie ein Marathon an, aber es ist definitiv das Training, das am meisten Spaß macht.

Shopping im Sale: Ein Kampf auf Leben und Tod

Es gibt zwei magische Worte, die in mir sofort Adrenalin freisetzen: „Sale" und „Reduziert". Jedes Mal, wenn ich diese Schilder in einem Schaufenster entdecke, kann ich nicht anders, als den Drang zu verspüren, sofort hineinzugehen. Was, wenn ich etwas verpasse? Der Reiz des Schnäppchens ist unwiderstehlich. Doch während der Sale verheißungsvoll wirkt, ist das eigentliche Erlebnis oft eher ein Kampf auf Leben und Tod.

Schon der erste Schritt in das Geschäft ist ein kleiner Sieg. Der Ansturm auf die Schnäppchen kann beängstigend sein, denn jede Kundin ist fest entschlossen, das beste Stück zu ergattern. Die Menschenmassen schieben sich durch die Gänge, und der freundliche Smalltalk vom letzten Shoppingtrip weicht einem stummen, aber intensiven Konkurrenzkampf. Jeder hat nur ein Ziel: das ultimative Schnäppchen zu finden, bevor es jemand anderes entdeckt.

Dann beginnt das eigentliche Drama. Überall hängen Kleider, Hosen und Jacken – alle mit verlockenden roten Preisschildern versehen. Doch die größte Herausforderung ist, etwas zu finden, das nicht aussieht, als hätte es bereits hundert Mal den Laden gewechselt. Die schönsten Stücke scheinen immer in der falschen Größe zu sein, und du fragst dich, wie es sein kann, dass genau deine Größe grundsätzlich ausverkauft ist. Aber aufgeben ist keine Option!

Manchmal gibt es diese magischen Momente, in denen du tatsächlich etwas Wundervolles findest. Du schnappst es dir, bevor jemand anderes die Hand danach ausstreckt, und gehst triumphierend zur Umkleide. Doch hier wartet die nächste Herausforderung: die gnadenlose Beleuchtung und der Spiegel, die dir erbarmungslos zeigen, dass das Schnäppchen vielleicht doch nicht so perfekt sitzt, wie du es dir in der Fantasie ausgemalt hast.

Trotzdem – du gibst nicht auf. Die Energie des Sales treibt dich an. Wieder rein in die Menge, durch die wühlenden Hände der anderen Kundinnen, die sich ebenso verzweifelt durch die Kleiderstapel arbeiten. Es ist ein Kampf um das letzte Top, das noch halbwegs in Ordnung ist. Und wenn du es ergatterst, spürst du diesen kleinen Hauch von Sieg, der dich stolz macht.

Doch der eigentliche Endgegner wartet an der Kasse. Schlangen, die bis zur Eingangstür reichen, und Kassiererinnen, die wirken, als hätten sie seit Stunden keinen Kaffee mehr gesehen. Doch du hältst durch, denn du hast gekämpft – und gewonnen.

Am Ende des Tages verlässt du das Geschäft erschöpft, aber glücklich mit deinen Errungenschaften. Vielleicht war es stressig, vielleicht ein bisschen chaotisch, aber nichts kann das Gefühl übertreffen, ein echtes Schnäppchen in den Händen zu halten. Shopping im Sale ist kein einfacher Einkauf – es ist ein Überlebensspiel. Und heute habe ich gewonnen.

Warum auf einmal alle Autofahrer zu langsam sind

Es passiert schleichend, fast unmerklich. Früher fuhr ich gemütlich durch die Stadt, hatte den Wind im Haar und alles unter Kontrolle. Aber irgendwann begann ich, mich zu fragen: „Warum fahren plötzlich alle so langsam?“ Und damit meine ich wirklich langsam. Es ist, als hätte jemand das Tempolimit auf 30 km/h in der ganzen Welt eingeführt – nur ich habe die Nachricht verpasst.

Da ist der typische Langsamfahrer, der auf einer zweispurigen Straße den linken Fahrstreifen blockiert, als wäre es sein persönliches Wohnzimmer. Ich schaffe es, einen Moment lang ruhig zu bleiben, doch mein innerer Monolog beginnt: „Warum, um Himmels willen, fährst du auf der Überholspur, wenn du mit Tempo 50 durch die Gegend kriechst?“ Manchmal ist es, als würden sie es aus purer Absicht tun, nur um meinen Adrenalinspiegel in die Höhe zu treiben.

Am schlimmsten ist es auf der Autobahn. Da gibt es diese Kandidaten, die scheinbar nicht verstanden haben, dass die rechte Spur zum Fahren da ist und die linke zum Überholen. Es ist kein Zufall, dass ich mich dabei öfter in James Bond-Manier sehe, wie ich mir überlege, ob es legal wäre, Raketenwerfer am Auto zu montieren, um mir den Weg frei zu schießen. Natürlich tue ich das nicht, aber es ist beruhigend, sich in diesen Fantasien zu verlieren, während ich hinter einer Wand aus langsamen Autos herkrieche.

Und dann gibt es die „Ampelschläfer“ – die Leute, die bei Grün nicht losfahren, weil sie gerade in eine spannende WhatsApp-Nachricht vertieft sind oder das Radio so laut drehen, dass sie die Welt um sich herum vergessen. Das Hupen bringt nichts, also bleibt mir nur, innerlich mit den Augen zu rollen und zu warten, bis sie sich gnädigerweise wieder in Bewegung setzen.

Ich frage mich ernsthaft: Waren die schon immer so? Oder bin ich einfach ungeduldiger geworden? Vielleicht ist das der wahre Test des Älterwerdens. Früher war ich entspannt, jetzt sitze ich am Steuer wie eine Rennfahrerin, die für das große Finale trainiert. Ich sehe es in meinem Kopf klar vor mir: Die Welt dreht sich langsamer – aber nur, wenn ich hinter dem Steuer sitze.

Witzigerweise habe ich entdeckt, dass ich selbst langsamer fahre, wenn jemand hinter mir klebt. Diese Drängler, die dich glauben machen wollen, du würdest gerade im Standgas unterwegs sein. Hier schlägt mein innerer Trotz zu. Ich könnte schneller fahren, klar, aber jetzt, wo du mir so auf die Pelle rückst, fahre ich extra langsam. Eine Art passiver Widerstand gegen die Ungerechtigkeiten des Straßenverkehrs.

Es gibt nur eine Lösung für diese Langsamfahrer-Frustration: Entspannung. Das heißt, tief durchatmen, den inneren Rambo beruhigen und sich einfach auf den nächsten Parkplatz freuen. Denn am Ende des Tages, sobald ich mein Auto abstelle, frage ich mich: War es wirklich so schlimm? Natürlich nicht. Aber morgen? Morgen sind sie alle wieder viel zu langsam.

Prosecco zum Frühstück? Warum eigentlich nicht?

Da gibt es diesen Moment im Leben, an dem man sich fragt: „Ist es gesellschaftlich akzeptabel, Prosecco zum Frühstück zu trinken?“ Und die Antwort, die ich mir mit zunehmendem Alter immer häufiger gebe, lautet: „Warum eigentlich nicht?“ Früher war Prosecco für besondere Anlässe reserviert – Hochzeiten, Geburtstage oder wenn jemand einen neuen Job hatte. Heute hingegen ist Prosecco mein Begleiter für all die kleinen Erfolge im Leben. Zum Beispiel, wenn ich es schaffe, pünktlich aufzustehen und den Montag zu überleben. Klingt doch nach einem perfekten Grund, oder?

Natürlich gibt es diesen einen kritischen Blick, den man abbekommt, wenn man morgens das erste Glas einschenkt. „Prosecco? Um diese Uhrzeit?“ – fragt da jemand skeptisch. Doch das ignoriere ich. Schließlich trinken die Franzosen ihren Champagner auch schon vor Mittag, und die wissen, wie man das Leben genießt. Prosecco am Morgen ist nichts anderes als ein kleiner Moment des Luxus, eine prickelnde Erinnerung daran, dass der Tag gut beginnen kann – egal, was kommt.

Prosecco zum Frühstück ist übrigens nicht nur lecker, sondern auch praktisch. Es hebt die Laune sofort, vor allem, wenn der Tag nicht so verheißungsvoll begonnen hat. Die Kinder haben verschlafen, der Kaffee schmeckt wie Pappe, und die To-do-Liste wächst schneller als das erste graue Haar. Aber dann: Ein Schluck Prosecco, und die Welt sieht gleich freundlicher aus. Plötzlich fühlt sich der Tag leichter an, die Aufgaben weniger erdrückend. Ein Prosecco verwandelt das Chaos in etwas, das man mit einem Lächeln bewältigen kann.

Natürlich gibt es Regeln. Man sollte es nicht übertreiben. Ein Glas am Morgen, vielleicht zwei, aber alles in Maßen. Schließlich möchte ich die Produktivität nicht ganz in den Wind schießen. Doch ein wenig Glitzer im Alltag kann nie schaden. Und Prosecco ist genau das: Ein bisschen Glitzer in der oft grauen Routine.

Witzig ist, dass man plötzlich auch Mitstreiter findet. Du glaubst nicht, wie viele Freundinnen heimlich zugeben, dass sie das Konzept „Prosecco zum Frühstück“ lieben. Vor allem am Wochenende, wenn die Welt ein wenig langsamer dreht und der Druck des Alltags nachlässt, wird aus einem geplanten Kaffee schnell eine „Frühstücksprosecco-Runde“. Dann sitzen wir alle lachend um den Tisch, genießen frische Croissants und lassen die Gläser klirren, während wir darüber philosophieren, warum wir uns diesen Luxus nicht viel früher gegönnt haben.

Prosecco zum Frühstück ist ein Statement. Es sagt: „Ich nehme mir die Freiheit, den Tag so zu beginnen, wie ich es will.“ Denn wer hat entschieden, dass man den Tag nur mit Kaffee oder Tee starten darf? Ich sage, ein Glas Prosecco am Morgen bringt die Dinge ins richtige Verhältnis – es ist der perfekte Start in einen Tag voller Möglichkeiten.

Also, warum nicht? Manchmal ist es eben genau das, was man braucht: Ein wenig Prickeln im Glas, um den Tag mit einem Lächeln zu begrüßen. Prost!

Die Sache mit den Powernaps

Es gibt einen magischen Moment im Leben, der dir klar macht, dass du offiziell die Jugend hinter dir gelassen hast: Du freust dich auf deinen Powernap. Früher hätte ich nie gedacht, dass ich einmal in der Mittagspause sehnsüchtig ans Nickerchen denke. Doch heute? Heute ist der Powernap meine geheime Superkraft. Er verwandelt mich von einem müden Zombie in eine halbwegs funktionierende Person – zumindest für ein paar Stunden.

Es beginnt meist gegen 13 Uhr. Der Morgen war hektisch, die To-do-Liste ist lang, und der Koffeinkick des ersten Kaffees lässt langsam nach. Genau dann kommt die Müdigkeit angeschlichen. Die Augenlider werden schwer, der Kopf sinkt auf die Hand, und plötzlich ist da nur noch ein Gedanke: „Ich brauche einen Powernap." Nicht zu lange, nicht zu kurz – die perfekte Länge liegt irgendwo zwischen 15 und 20 Minuten. Mehr davon, und man wacht benebelt auf, als wäre man mitten in einen Zeitsprung geraten.

Das Problem ist, diesen perfekten Zeitpunkt zu treffen. Denn wenn du einmal über die Schwelle hinaus bist, gibt es kein Zurück. Dann schläfst du entweder zu lange oder überhaupt nicht. Die Kunst des Powernaps besteht darin, rechtzeitig die Augen zu schließen und sich keine Sorgen um die Welt zu machen – zumindest für ein paar Minuten. Und glaubt mir, es gibt nichts Schöneres als diesen Moment, wenn du in die Kissen sinkst, die Welt für kurze Zeit ausblendest und einfach mal nichts tust.

Natürlich gibt es immer wieder Menschen, die behaupten, sie „brauchen keine Nickerchen". Diese Überflieger, die von 6 Uhr morgens bis Mitternacht durchpowern, ohne jemals das Bedürfnis nach einer Pause zu haben. Ich bewundere sie – wirklich! Aber dann erinnere ich mich daran, wie gut sich mein Powernap anfühlt, und denke mir: „Wer will schon ständig wach sein, wenn man auch kurz in die Traumwelt entfliehen kann?"

Powernaps sind auch eine Wissenschaft. Ich habe die perfekte Strategie entwickelt: Dunkelheit, Ruhe, und eine Decke, die warm genug ist, um dich in einen sanften Schlaf zu wiegen, aber nicht so gemütlich, dass du nie wieder aufstehen willst. Und der Wecker? Oh ja, der ist Pflicht. Sonst wachst du drei Stunden später auf, hast verpasst, was der Tag noch zu bieten hatte, und kämpfst mit dem klassischen „Nach-Nap-Kater" – dieser seltsamen Benommenheit, die dich daran zweifeln lässt, welcher Tag überhaupt ist.

Es gibt jedoch auch Tage, an denen der Powernap nicht klappt. Du legst dich hin, bist bereit für die Erholung, doch plötzlich rattert dein Gehirn los. All die Dinge, die du noch erledigen musst, tauchen auf: „Habe ich den Herd ausgeschaltet?", „Wo ist eigentlich der zweite Schuh?", „Wie lautet nochmal das Passwort für mein Onlinebanking?" – und schon war's das mit der Erholung. Statt Schlaf gibt es ein inneres To-do-Listen-Karussell.

Aber wenn der Powernap funktioniert, dann ist es wie ein kleiner Reset-Knopf für den Tag. Du wachst erfrischt auf (oder zumindest weniger müde als vorher), bereit, den Rest des Nachmittags in Angriff zu nehmen – oder einfach den nächsten Prosecco zu öffnen.

Also, liebe Powernap-Verächter, ihr wisst nicht, was ihr verpasst. Für uns Powernap-Profis ist das kurze Nickerchen die beste Art, neue Energie zu tanken. Manchmal ist es einfach der Schlüssel, um den Rest des Tages zu überleben – und dabei noch gut auszusehen.

Ich liebe meine Couch mehr als Clubs

Es gab eine Zeit, da war das Nachtleben mein Element. Jede Woche konnte ich es kaum erwarten, in den Club zu gehen, die Nacht durchzutanzen und erst bei Sonnenaufgang nach Hause zu kommen. Doch dann, fast unbemerkt, änderte sich etwas. An die Stelle von lauten Beats und glitzernden Lichtern trat – meine Couch. Ja, genau, das unscheinbare Möbelstück in meinem Wohnzimmer wurde mein persönlicher Lieblingsplatz. Und ehrlich gesagt: Heute kann kein Club dieser Welt mit meiner Couch konkurrieren.

Es fing ganz harmlos an. Eines Abends beschloss ich, eine Party auszulassen und mich stattdessen auf meiner Couch niederzulassen. „Nur heute“, sagte ich mir, während ich mich in meine Jogginghose warf, eine Decke über die Beine legte und den Fernseher einschaltete. In der Hand? Natürlich ein Glas Prosecco – schließlich muss man sich ja ein bisschen Luxus gönnen. Und was soll ich sagen? Es war der Beginn einer wunderbaren Beziehung. Keine Menschenmassen, keine laute Musik, keine überteuerten Drinks. Nur ich, meine Couch und meine Lieblingsserie. Es war die pure Entspannung.

Seitdem wurde die Couch mein persönlicher Rückzugsort. Es verging kaum ein Wochenende, an dem ich nicht lieber dort saß, anstatt mich in einen überfüllten Club zu zwängen. Ich begann, Ausreden zu erfinden, um Partyeinladungen zu umgehen. „Oh, morgen muss ich früh raus“, sagte ich, während ich in Wirklichkeit nur einen gemütlichen Abend auf meiner Couch plante, mit Chips in der einen Hand und der Fernbedienung in der anderen. Die Vorstellung, in High Heels zu tanzen, fühlte sich plötzlich eher wie Folter an, während die Couch mich einlud, die Füße hochzulegen und den ganzen Abend zu relaxen.

Clubs? Zu laut, zu voll, zu anstrengend. Auf der Couch muss ich nicht mal schreien, um ein Gespräch zu führen – tatsächlich muss ich überhaupt nichts sagen. Statt lauter Musik gibt es hier meine Lieblingsserie auf Netflix, und statt in enge Kleider zu schlüpfen, sitze ich in meiner gemütlichsten Jogginghose. Was könnte besser sein? Und während meine Freundinnen noch über den perfekten Club diskutieren, frage ich mich: Warum renne ich in High Heels durch die Nacht, wenn mich meine Couch doch so viel glücklicher macht?

Heute weiß ich, dass der wahre Luxus nicht darin liegt, die Nacht durchzutanzen, sondern darin, es sich auf der Couch gemütlich zu machen, das Handy auf stumm zu schalten und einfach mal den Kopf abzuschalten. Die Couch ist der neue Club – und ich bin ihr treu ergeben.

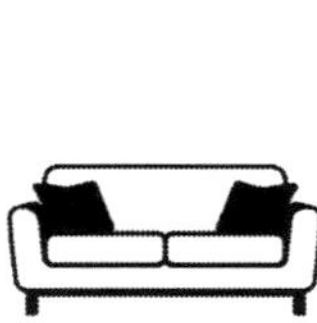

Serien-Marathon statt Party-Nacht

Es gab mal eine Zeit, da stand das Wochenende ganz im Zeichen von Clubs, lauter Musik und durchtanzten Nächten. Doch dann kam ein magischer Wandel. Die lauten Beats der Tanzfläche wurden leiser, und stattdessen rückte etwas viel Verlockenderes in den Fokus: der Serien-Marathon. Was früher die Vorfreude auf die Party-Nacht war, ist heute die Freude, endlich in die Welt meiner Lieblingsserie abzutauchen – und das am liebsten stundenlang.

Es ist erstaunlich, wie ein einfacher Serien-Marathon eine ganze Nacht füllen kann, ohne dass man sich bewegt. Früher hätte ich mir nie vorstellen können, dass ich einen Freitagabend auf der Couch verbringen würde. Doch heute ist genau das mein perfektes Szenario: Eingekuschelt in eine Decke, die Fernbedienung in der Hand und eine riesige Auswahl an Serien vor mir. Mit jeder neuen Folge steigert sich das Vergnügen, als wäre jede Episode eine kleine, süße Versuchung, die man einfach nicht ablehnen kann.

Die Clubs können warten – schließlich gibt es immer noch mindestens drei Staffeln meiner neuen Lieblingsserie zu sehen. Während früher die Frage war, welcher Club heute angesagt ist, lautet die entscheidende Frage jetzt: „Noch eine Folge?" Und wir alle wissen, dass die Antwort immer „Ja" ist, egal wie spät es wird. Schlafen? Das kann man doch später noch! Schließlich endet der Serien-Marathon erst, wenn entweder die Staffel zu Ende ist oder die Augen zufallen – was auch immer zuerst passiert.

Natürlich gibt es noch ein weiteres Plus: Kein Anstehen in der Schlange, keine hohen Eintrittspreise und keine Blasen an den Füßen von unbequemen High Heels. Stattdessen liege ich bequem auf der Couch, während ich zuschaue, wie sich die Charaktere auf dem Bildschirm durch ihr eigenes Drama kämpfen. Es ist fast so, als wäre ich auf einer Party – nur, dass ich keine Menschen ertragen muss, die mir meinen Drink verschütten oder mir das Gespräch übertönen.

Und das Beste? Der Prosecco ist auch zu Hause immer gut gekühlt und wartet nur darauf, dass ich das nächste Glas einschenke, während ich mich für die nächste Staffel bereit mache. Kein Gedränge an der Bar, kein „Was trinkst du da?", sondern einfach nur ich, meine Serie und mein Glas.

Früher dachte ich, ich würde etwas verpassen, wenn ich nicht jede Party-Nacht mitnehme. Heute weiß ich, dass ich nichts verpasse – außer vielleicht der nächsten Wendung in meiner Serie. Serien-Marathons sind die neuen Party-Nächte, und ehrlich gesagt, vermisse ich den Club kein bisschen. Schließlich gibt es noch so viel zu sehen – und das ganz ohne Kater am nächsten Morgen.

Die Tücken des montäglichen Büro-Wahnsinns

Montage haben etwas Magisches – auf die fiese Art. Sie schleichen sich heran, ruinieren das Ende deines Wochenendes und sind immer pünktlich da, um dich direkt in den Büro-Wahnsinn zu katapultieren. Während der Sonntagabend noch gemütlich auf der Couch ausklang, lauert der Montag bereits wie ein Raubtier, bereit, dich in seinen zähen, stressigen Tag zu reißen.

Schon beim Aufstehen merke ich, dass etwas anders ist. Die Luft fühlt sich schwerer an, der Wecker klingelt lauter und der Kaffee schmeckt... na ja, nicht so wie er sollte. Es ist Montag, und das Universum weiß das. Auch der Arbeitsweg ist montags besonders anstrengend: Jeder fährt langsamer, rote Ampeln dauern gefühlt doppelt so lang und der Parkplatz, der freitags noch wie für mich reserviert schien, ist plötzlich wie vom Erdboden verschluckt. Man kommt sich vor, als hätte sich die gesamte Welt verschworen, um dir den Start in die Woche zu erschweren.

Im Büro angekommen, ist die Lage nicht besser. Der Bildschirm strahlt dich greller an als sonst, und die To-do-Liste scheint übers Wochenende heimlich gewachsen zu sein. Die Kollegen? Sie sind entweder übermotiviert und haben längst zwei Meetings abgehalten, bevor du überhaupt den ersten Kaffee richtig genießen konntest – oder sie stapeln die Probleme auf deinem Schreibtisch ab, als hätten sie am Wochenende eine Lagerhalle voller Aufgaben gefüllt, die sie nicht alleine bewältigen wollen.

Dann gibt es die unvermeidlichen Montag-Meetings. Du kennst sie. Diese Meetings, bei denen jeder so tut, als wäre er topfit und bereit, die Woche zu erobern, während du heimlich versuchst, deine Augen offen zu halten. Du starrst auf den Bildschirm, der dir Diagramme und Zahlen zeigt, die dein Gehirn an einem Montagmorgen nicht verarbeiten will. „Können wir das nicht auf Dienstag verschieben?", denke ich, aber stattdessen nicke ich brav und tue so, als hätte ich alles verstanden.

Die schlimmste Herausforderung kommt jedoch kurz nach dem Mittagessen – das gefürchtete „Montagsloch". Kaum hast du den ersten Bissen deines (zugegebenermaßen traurigen) Büro-Sandwiches genommen, kämpfst du gegen die Müdigkeit an. Dein Kopf will sinken, die Augenlider werden schwer, und alles, woran du denken kannst, ist ein Powernap – aber wer kann sich den schon am Montag gönnen?

Am Ende eines Montags hast du das Gefühl, einen Marathon hinter dir zu haben, obwohl du gefühlt kaum vom Bürostuhl aufgestanden bist. Doch das Gute am Montag ist: Er vergeht. Und wenn du es geschafft hast, ihn zu überleben, weißt du, dass es von hier aus nur noch bergauf gehen kann. Zumindest bis zum nächsten Montag.

Yoga oder lieber doch Schokolade?

Es gibt diesen Moment im Leben, in dem man denkt: „Ich sollte wirklich mal Yoga ausprobieren." Man hört überall davon – wie es entspannt, den Körper stärkt und die innere Ruhe fördert. Also habe ich beschlossen: Jetzt oder nie! Ich melde mich für einen Yoga-Kurs an. Schließlich soll das die perfekte Methode sein, um Körper und Geist ins Gleichgewicht zu bringen. Doch schon nach der ersten Stunde kam die Erkenntnis: Vielleicht ist Yoga doch nichts für mich. Vielleicht liegt mein wahres Glück eher in einer Tafel Schokolade.

Die erste Yoga-Stunde begann noch harmlos. Ich dachte: „Wie schwer kann das schon sein? Ein paar Dehnübungen und tiefes Atmen, das kriege ich hin." Doch kaum stand ich auf der Matte, fühlte ich mich plötzlich wie ein Knoten im eigenen Körper. Die „herabschauende Hund"-Pose? Ich sah eher aus wie ein in sich verhedderter Haufen. Während die anderen Teilnehmer grazil durch die Posen flossen, kämpfte ich darum, nicht umzukippen. Statt innerer Ruhe überkam mich der Drang, mich einfach hinzulegen und eine Pause einzulegen.

Die Yoga-Lehrerin sprach in einem sanften, beruhigenden Ton, aber in meinem Kopf ratterte es: „Wie lange muss ich das noch halten? Ist das Bein wirklich so weit oben? Atme ich überhaupt richtig?" Und dann, als ich dachte, es könnte nicht anstrengender werden, kam die Krönung: der Lotussitz. Wie machen das die anderen? Ich schaffte es gerade mal, im Schneidersitz zu bleiben, ohne dass mir die Beine einschliefen. Statt mich erleuchtet zu fühlen, spürte ich nur eins: einen riesigen Muskelkater im Anmarsch.

Nach der Stunde stand ich da, komplett verschwitzt und nicht gerade erfrischt. Während die anderen Teilnehmer über die „Energieflüsse" und ihre „Verbundenheit mit dem Universum" schwärmten, hatte ich nur einen Gedanken: „Ich brauche Schokolade." Ja, Schokolade – dieses süße Wundermittel, das sofort für Glücksgefühle sorgt, ohne dass man sich dabei in unmögliche Positionen zwängen muss. Wo war die Leichtigkeit, die mir versprochen wurde?

Schließlich stellte ich mir die ultimative Frage: Yoga oder Schokolade? Klar, Yoga ist gesund, aber Schokolade... sie macht einfach glücklich. Sie erfordert keine spezielle Atmung, keine Posen und schon gar keine Matte. Man kann sie einfach genießen, egal wo man ist. Das ist wahre Entspannung. Also, während ich versuchte, meine verknoteten Muskeln zu entspannen, beschloss ich: Vielleicht ist Schokolade das wahre Geheimnis zu innerer Ruhe.

Und so endete meine kurze Yoga-Karriere – in der Küche, mit einer großen Tafel Schokolade und einem zufriedenen Lächeln im Gesicht. Manchmal ist der Weg zu echtem Wohlbefinden eben nicht durch Dehnen und Atmen, sondern durch die süße Verführung der Schokolade. Namasté!

Die verzweifelte Suche nach dem perfekten Outfit

Es gibt kaum etwas im Leben, das so viel Stress verursacht wie die Suche nach dem perfekten Outfit. Jeder kennt diesen Moment: Du hast eine Verabredung, eine Feier oder einfach nur einen wichtigen Tag im Büro – und plötzlich stehst du ratlos vor deinem Kleiderschrank, der überquillt, aber dennoch nichts Passendes bereithält. Wie ist das möglich? Der Schrank ist bis zum Rand gefüllt, und trotzdem scheint er keine Antwort auf die Frage „Was ziehe ich an?" zu haben.

Der Ablauf ist immer derselbe. Ich öffne den Kleiderschrank mit der naiven Hoffnung, heute etwas zu finden, das auf magische Weise perfekt passt. Doch nach dem ersten Durchsehen kommt die Enttäuschung: Zu eng, zu weit, zu altmodisch, zu bunt, zu langweilig – es gibt immer einen Grund, warum kein einziges Kleidungsstück passt. Und selbst wenn ich es schaffe, etwas halbwegs Akzeptables herauszuziehen, kommt der kritische Blick in den Spiegel. „Hmm, irgendwie sitzt das nicht richtig..."

Dann beginnt die wahre Verzweiflung. Ich probiere jedes Outfit in meinem Schrank an. Jedes! Und mit jedem Wechsel wächst die Panik. Da ist das Kleid, das vor ein paar Jahren noch super aussah, jetzt aber irgendwie nicht mehr so recht sitzt. Oder die Jeans, die mir früher perfekt gepasst hat, aber nun aussieht, als wäre sie im Schrank geschrumpft. Und natürlich das Shirt, das ich liebe, das aber mit nichts anderem zusammenpasst. Wie kann es sein, dass ausgerechnet heute kein einziges Teil funktioniert?

Die Zeit tickt, der Boden ist mittlerweile übersät mit Klamotten, und ich stehe mittendrin wie ein Soldat auf einem Schlachtfeld, der langsam aufgibt. „Warum habe ich eigentlich nie etwas Passendes zum Anziehen?", frage ich mich, während ich verzweifelt nach der richtigen Kombination suche. Es scheint, als würde der perfekte Look immer dann verschwinden, wenn ich ihn am dringendsten brauche.

Dann gibt es diese magischen Momente, in denen ich doch noch ein halbwegs akzeptables Outfit finde. Der Spiegel sagt „okay", die Accessoires passen halbwegs, und ich beschließe, das Beste daraus zu machen. Doch der Weg dahin war hart und nervenaufreibend – und morgen beginnt die Suche von vorne.

Am Ende frage ich mich oft: Ist es das wirklich wert? Aber dann denke ich: Ja, denn das Gefühl, irgendwann doch noch das perfekte Outfit zu finden, ist unbezahlbar. Auch wenn es bis dahin jedes Mal einem kleinen Marathon gleicht. Und seien wir ehrlich – manchmal reicht es auch, wenn das Outfit nur in der Dunkelheit des Clubs oder beim gedimmten Licht des Restaurants gut aussieht.

Wie man eine ganze Serie in einem Wochenende schaut

Es gibt nur wenige Dinge im Leben, die so erfüllend sind wie das Gefühl, eine ganze Serie an einem Wochenende zu beenden. Was früher wie eine unmögliche Herausforderung klang, ist heute eine meiner liebsten Beschäftigungen. Schließlich erfordert ein Serien-Marathon das richtige Maß an Hingabe, Planung und – ganz wichtig – den perfekten Snackvorrat.

Der Ablauf ist einfach. Es beginnt mit einer harmlosen Empfehlung von Freunden oder der zufälligen Entdeckung einer neuen Serie auf Netflix. „Nur mal reinschauen", sage ich mir, während ich mich auf die Couch werfe. Doch kaum habe ich die erste Folge gestartet, packt mich die Neugier. Die Charaktere sind interessant, die Handlung spannend – und bevor ich es richtig begreife, läuft auch schon die nächste Folge. „Nur noch eine", denke ich, und dann ist der Bann gebrochen.

Der Trick, um eine ganze Serie an einem Wochenende zu sehen, ist das strategische Ignorieren aller anderen Verpflichtungen. Einkaufen? Wird auf Montag verschoben. Haushalt? Kann warten. Freunde treffen? Nicht dieses Wochenende. Die einzige Priorität ist, herauszufinden, was als Nächstes in der Serie passiert. Also, Netflix startet die nächste Folge, und ich lasse es geschehen.

Natürlich ist eine ausreichende Vorbereitung notwendig. Getränke und Snacks sollten griffbereit sein, damit keine unnötigen Pausen den Flow unterbrechen. Schließlich will man nicht die spannendste Szene verpassen, nur weil man die Chips leergegessen hat und Nachschub holen muss. Perfekt ist es, wenn der Kühlschrank direkt neben der Couch steht – aber ein kleiner Tisch mit allem Nötigen reicht auch.

Die Zeit vergeht wie im Flug, und bevor ich es merke, ist es bereits Samstagabend und die halbe Staffel ist durch. Der erste echte Test kommt am Sonntagmorgen. Stehe ich auf, um den Tag produktiv zu beginnen? Natürlich nicht! Der Serien-Marathon wartet. Das Wetter ist draußen ohnehin schlecht, und wer braucht schon frische Luft, wenn die Charaktere gerade mitten in einem packenden Plot-Twist stecken?

Es gibt jedoch eine kleine Herausforderung: die Müdigkeit. Irgendwann in der Nacht, wenn die Augen schwer werden, stellt sich die Frage: „Soll ich jetzt wirklich ins Bett gehen?" Die Antwort lautet fast immer: „Nein, nur noch eine Folge." Und so zieht sich der Marathon weiter, bis ich schließlich feststelle, dass ich in den frühen Morgenstunden das Serienfinale erreicht habe. Ein Hauch von Erschöpfung liegt in der Luft, aber auch der süße Triumph, eine ganze Serie in nur zwei Tagen geschaut zu haben.

Am Ende des Wochenendes bleibt das wohlige Gefühl, ein Meisterwerk der modernen Fernsehkunst in Rekordzeit erlebt zu haben – und die unausgesprochene Vorfreude darauf, bald die nächste Serie zu finden. Denn mal ehrlich: Es gibt nichts Schöneres, als ein Wochenende auf der Couch, eingehüllt in die Geschichten anderer, während die Welt draußen warten kann.

Powernap und dann? Der Kampf gegen die Müdigkeit

Es gibt nichts Schöneres, als einen wohlverdienten Powernap einzulegen – diesen kurzen Moment der Erholung, der dir das Gefühl gibt, die Welt wieder ein Stück besser ertragen zu können. Doch was passiert nach dem Powernap? Der wahre Kampf beginnt erst, wenn du versuchst, aus dem erholsamen Dämmerzustand zurück in die Realität zu finden.

Der Powernap selbst ist eine Kunst. Du weißt genau, dass 20 bis 30 Minuten die perfekte Länge sind, um dich aufzufrischen, ohne dass du in den Tiefschlaf fällst. Also legst du dich hin, schließt die Augen und lässt die Müdigkeit einfach auf dich wirken. Für einen kurzen, himmlischen Moment scheint die Welt stillzustehen. Die Augenlider werden schwer, die Gedanken verblassen – und dann: zack, der Wecker klingelt.

Doch genau hier beginnt der wahre Kampf. Der Powernap hat zwar deine Müdigkeit vorübergehend beruhigt, aber das Aufstehen fühlt sich an, als müsstest du aus einem tiefen, klebrigen Nebel herausklettern. Du willst die Augen öffnen, aber sie scheinen mit Sekundenkleber verschlossen zu sein. Dein Körper möchte einfach nicht aufstehen, obwohl der Wecker laut und deutlich verkündet: „Es ist Zeit, wieder in den Tag zu starten."

An manchen Tagen fühlt sich dieser Moment nach dem Powernap eher wie ein innerer Kampf an. Du sitzt da, blinzelst in die Welt und versuchst, deine Gedanken wieder zu ordnen. Was stand noch mal auf der To-do-Liste? Warum genau bin ich so müde, obwohl ich gerade geschlafen habe? Und wie um alles in der Welt soll ich jetzt die Energie finden, den Rest des Tages zu bewältigen?

Manchmal hilft der Powernap tatsächlich, die Müdigkeit für ein paar Stunden zu vertreiben, und du fühlst dich erfrischt. Aber an anderen Tagen macht er dich nur noch träger. Dann folgt das, was ich liebevoll „Powernap-Kater" nenne: Diese leichte Benommenheit, die dich das Gefühl haben lässt, als hättest du eine ganze Nacht durchgeschlafen und dich dann direkt aus dem Bett geworfen. Plötzlich scheint die Couch noch verlockender zu sein, als sie es ohnehin schon war.

Doch der eigentliche Trick ist, nach dem Powernap schnell wieder in Schwung zu kommen – egal wie schwer es fällt. Ein paar Schritte im Zimmer, vielleicht ein Glas Wasser und eine kleine Dehnung, um den Kreislauf in Schwung zu bringen. Denn wenn du zu lange in diesem halbwachen Zustand bleibst, wird der Rest des Tages eher schleppend verlaufen. Oder, wenn alles andere scheitert: ein weiterer Powernap. Denn seien wir ehrlich, manchmal ist das der einzige Weg, die Müdigkeit wirklich zu besiegen.

Mein ewiger Kampf mit der Technik

Es gibt Tage, an denen fühlt es sich so an, als hätte sich die gesamte Technik gegen mich verschworen. Egal, ob es das Handy, der Computer oder der Drucker ist – alles scheint plötzlich komplizierter zu sein, als es sein sollte. Früher dachte ich, ich wäre einigermaßen technikaffin. Doch je mehr Geräte mein Leben überfluten, desto öfter merke ich: Die Technik und ich – das wird keine Freundschaft fürs Leben.

Es fängt meistens ganz harmlos an. Zum Beispiel mit dem Versuch, mein Handy-Update durchzuführen. „Wollen Sie jetzt aktualisieren?“ fragt es mich fröhlich. Na klar, warum nicht? Doch dann passiert es. Das Update zieht sich hin, das Handy hängt sich auf und plötzlich bin ich für die nächsten gefühlten Stunden von der Außenwelt abgeschnitten. Panik kommt auf: „Was, wenn ich eine wichtige Nachricht verpasse? Oder noch schlimmer, was, wenn der Akku ausgeht, bevor das Update fertig ist?“

Dann wäre da noch der Drucker. Ach, der Drucker – dieser widerspenstige Kasten, der sich weigert, das zu tun, wofür er eigentlich gebaut wurde: zu drucken. Ich drücke den Knopf, und was macht der Drucker? Nichts. Gar nichts. Oder noch schlimmer, er zeigt eine kryptische Fehlermeldung an, die nur IT-Experten verstehen. Papierstau, leere Tintenpatrone oder „Fehler 1729“. Was zum Teufel bedeutet das? Wieso kann der Drucker nicht einfach normal funktionieren, wenn ich ihn brauche? Und warum passiert das immer genau dann, wenn ich etwas Dringendes ausdrucken muss?

Auch der Laptop hat es auf mich abgesehen. Eine einfache Aufgabe wie das Öffnen eines Dokuments entwickelt sich zu einem Abenteuer, wenn der Laptop entscheidet, heute mal besonders langsam zu sein. Natürlich passiert das nur, wenn ich unter Zeitdruck stehe. Da sitze ich also, starre auf den kreisenden Ladebalken und frage mich, ob es nicht schneller ginge, das Dokument mit Feder und Tinte selbst zu schreiben.

Und dann gibt es noch diese „intelligenten“ Geräte, die angeblich mein Leben leichter machen sollen. Der Sprachassistent, der mich nicht versteht, wenn ich versuche, das Licht auszuschalten. Die Kaffeemaschine mit der „smarten“ Funktion, die sich weigert, Kaffee zu machen, wenn ich vergessen habe, das Update zu installieren. Es ist, als ob die Technik mir sagen will: „Heute nicht, meine Liebe!“

Am Ende jedes technikbedingten Nervenzusammenbruchs verspreche ich mir, geduldig zu bleiben, ruhig zu atmen und den „An-Aus-Trick“ noch einmal zu probieren. Und tatsächlich, manchmal hilft es. Aber meistens bleibt mir nur die Erkenntnis: Der ewige Kampf mit der Technik ist wie ein Computerspiel – jedes Mal ein neues Level, das es zu überstehen gilt. Und ich? Ich bin die Spielerin, die immer wieder neu startet.

Die Kunst, den richtigen Prosecco zu finden

Prosecco ist nicht gleich Prosecco. Das ist eine Wahrheit, die ich im Laufe der Jahre lernen musste. Früher dachte ich, jede Flasche mit dem prickelnden Getränk darin würde ihren Zweck erfüllen – egal ob teuer oder günstig. Aber wie bei so vielem im Leben zeigt sich erst nach einigem Ausprobieren, dass es auch beim Prosecco kleine, aber feine Unterschiede gibt. Die Kunst, den perfekten Prosecco zu finden, ist eine Wissenschaft für sich.

Die Reise beginnt oft im Supermarkt, wo man von Regalen voller Prosecco-Flaschen überwältigt wird. Die Etiketten sind bunt und versprechen alle das Gleiche: feinperlig, frisch, spritzig. Aber wie soll man wissen, welche Flasche wirklich die richtige ist? Blindes Vertrauen? Oder eine lange Verkostung, die einem das nötige Wissen verleiht? Ich habe beides versucht.

Natürlich gibt es die offensichtlichen Kriterien: Trocken oder halbtrocken? Das ist meist die erste große Entscheidung. Wer es lieber süß mag, greift zur halbtrockenen Variante, aber für die echten Prosecco-Fans darf es ruhig trocken sein – genau die richtige Menge Frische ohne zu viel Zucker. Doch damit fängt der Spaß erst an. Da wäre noch die Frage: Lieber der klassische „Frizzante“ oder doch der spritzigere „Spumante“? Je mehr Bläschen, desto besser, denke ich mir. Aber das ist Geschmackssache.

Dann kommt der Preis ins Spiel. Muss der perfekte Prosecco teuer sein? Natürlich nicht! Es gibt genug erschwingliche Varianten, die genau die richtige Balance zwischen Preis und Genuss bieten. Aber Vorsicht – die billigsten Varianten können schon mal das Gegenteil von Genuss sein. Die Enttäuschung, wenn der Prosecco eher nach saurer Zitrone schmeckt, kann einem den gesamten Abend ruinieren. Das ist nicht der Prosecco, der einen entspannt in den Feierabend begleitet.

Doch der Moment, in dem man die perfekte Flasche öffnet, ist magisch. Das zarte plopp des Korkens, die feinen Perlen, die sich an die Oberfläche drängen, und der erste Schluck, der einem das Gefühl gibt, gerade das richtige Getränk für genau diesen Moment gefunden zu haben. Dann weißt du, dass deine Suche erfolgreich war.

Natürlich probiere ich immer wieder neue Sorten. Die Welt des Prosecco bietet so viele Facetten, dass man sich kaum mit einer einzigen Flasche zufrieden geben kann. Es gibt immer etwas Neues zu entdecken, und so gleicht die Suche nach dem perfekten Prosecco einer kulinarischen Reise. Aber wenn man einmal seinen Favoriten gefunden hat, fühlt es sich an, als hätte man den Heiligen Gral entdeckt.

Und am Ende des Tages? Da zählt weniger der Preis oder das Etikett. Es geht darum, den Prosecco zu finden, der dir das Gefühl gibt, dass genau jetzt der richtige Moment ist, um die Füße hochzulegen und das Leben zu genießen. Ein Glas in der Hand, ein Lächeln im Gesicht – so lässt sich die Kunst des Prosecco-Genusses perfekt feiern.

Kaffee ist Leben – Ein Plädoyer für Koffein

Es gibt Dinge im Leben, die unverzichtbar sind. Für manche mag es Sport sein, für andere Meditation oder gesunde Ernährung. Für mich? Ganz klar: Kaffee. Kaffee ist nicht einfach nur ein Getränk – er ist meine Rettung, meine Lebensader und der Grund, warum ich überhaupt funktioniere. Ohne Kaffee wäre mein Tag ein trübes, verschlafenes Chaos.

Schon der erste Duft von frisch gebrühtem Kaffee am Morgen ist wie ein Weckruf für die Sinne. Noch bevor ich den ersten Schluck nehme, beginnt mein Gehirn zu registrieren, dass alles gut wird. Der Kaffeegeruch verspricht, dass ich den Tag überstehen werde, egal, was kommt. Es ist, als würde die Tasse vor mir flüstern: „Keine Sorge, ich bin hier. Wir schaffen das zusammen."

Der erste Schluck ist magisch. Die Wärme, das leicht bittere Aroma, das in einer perfekten Balance ausgerundeter Bitterkeit und sanfter Süße über die Zunge gleitet – das ist der Moment, in dem ich mich fast wie ein Mensch fühle. Vor diesem Schluck bin ich ein Zombie, unfähig, einfache Gedanken zu fassen, aber nach diesem Schluck? Plötzlich bin ich bereit für die Welt.

Kaffee ist nicht nur ein Getränk, er ist ein Ritual. Er markiert den Anfang des Tages, die kleinen Pausen zwischendurch, und manchmal auch den dringend benötigten Energieschub nach dem Mittagessen. Egal, ob im stressigen Büroalltag oder an einem entspannten Sonntagmorgen, der Kaffee ist immer an meiner Seite – treu und verlässlich.

Aber es gibt auch diese „Kaffee-Gegner", die behaupten, man könne auch ohne Koffein leben. Ja, sicher, leben vielleicht – aber wirklich leben? Wohl kaum. Diese Menschen werden nie das Glück eines gut gebrühten Espressos oder die sanfte Umarmung eines cremigen Cappuccinos verstehen. Sie werden nie den Moment kennen, in dem die Welt plötzlich wieder Sinn macht, weil das Koffein seinen Weg in die Blutbahn gefunden hat.

Natürlich gibt es auch die Diskussion über die Menge. „Trinkst du nicht zu viel Kaffee?", fragen besorgte Freunde. Meine Antwort? „Gibt es so etwas wie zu viel Kaffee?" Sicher, drei Tassen am Morgen, zwei nach dem Mittagessen und eine am Nachmittag sind vielleicht etwas überdurchschnittlich, aber hey, jeder hat sein Laster. Und wenn mein größtes Problem im Leben der übermäßige Kaffeekonsum ist, dann sehe ich das als Triumph.

Am Ende des Tages bleibt eine Wahrheit bestehen: Kaffee ist Leben. Ohne ihn wäre die Welt ein grauer, müder Ort, und ich würde wahrscheinlich immer noch im Halbschlaf durch den Tag stolpern. Also, hiermit erhebe ich meine Tasse – auf den Kaffee, der uns alle durch die Höhen und Tiefen des Lebens bringt. Lang lebe das Koffein!

Die vergessene Einkaufsliste – Immer dasselbe!

Es ist ein Rätsel des Alltags, das mich seit Jahren verfolgt: Warum vergesse ich immer wieder die Einkaufsliste? Jedes Mal, wenn ich den Supermarkt betrete, überkommt mich das gleiche Gefühl von Déjà-vu. Die Liste, auf die ich mir so sorgfältig alles notiert habe, was ich brauche – liegt zu Hause auf dem Küchentisch. Und ich? Stehe da, mitten im Supermarkt, ratlos, während mein Gehirn versucht, die dringend benötigten Zutaten aus den Tiefen des Gedächtnisses hervorzuholen. Spoiler: Es klappt selten.

Der Tag beginnt noch vielversprechend. Ich schreibe sorgfältig auf, was fehlt: Milch, Brot, Gemüse, vielleicht auch diese eine spezielle Zutat, die ich für das Rezept heute Abend brauche. Ich fühle mich organisiert, bereit, die Welt des Einkaufs zu erobern. Doch kaum bin ich unterwegs, kommt die erschreckende Erkenntnis: Die Liste! Wieder mal vergessen.

Natürlich versuche ich, mich zu beruhigen. „So schwer kann das nicht sein", rede ich mir ein. „Ich weiß doch ungefähr, was auf der Liste stand." Aber sobald ich den Supermarkt betrete, sieht es anders aus. Die Gänge wirken plötzlich verwirrend, die Auswahl überwältigend. Was wollte ich noch mal kaufen? Milch, richtig... und dann? Was war das Nächste? Spätestens am Joghurt-Regal ist mein Gedächtnis ein Sieb, und ich habe keine Ahnung mehr, was eigentlich auf der Liste stand.

Der wahre Kampf beginnt, wenn ich versuche, die fehlenden Dinge zu rekonstruieren. Ich gehe systematisch durch die Gänge, schnappe hier und da etwas auf, das mir bekannt vorkommt, und hoffe, dass ich am Ende nichts vergesse. Doch natürlich bleibt immer genau das auf der Strecke, was ich am dringendsten brauche. Die spezielle Zutat für das Abendessen? Fehlanzeige. Stattdessen habe ich drei Packungen Kekse, die gar nicht auf der Liste standen, und irgendwas, was mich im Vorbeigehen einfach angelächelt hat.

Dann gibt es den Moment der Wahrheit, wenn ich nach Hause komme, die Einkaufstüten auspacke und die vergessene Liste entdecke. „Ach, richtig! Eier!" Ich stehe da, starre die Liste an und frage mich, warum mein Gehirn anscheinend darauf programmiert ist, die einfachen Dinge zu vergessen. Natürlich könnte ich die Liste auf dem Handy speichern, aber mal ehrlich – wer denkt in der Hektik daran?

Am Ende bleibt die Gewissheit: Ich werde die Liste wahrscheinlich auch beim nächsten Einkauf vergessen. Aber hey, was soll's? Es ist doch immer wieder eine kleine Überraschung, was ich am Ende mit nach Hause bringe. Und zur Not gibt es ja immer noch die Kekse.

Warum niemand jemals meinen Parkplatz bekommt

Es gibt in jedem Stadtviertel oder vor jedem Bürogebäude diesen einen perfekten Parkplatz. Du weißt genau, welchen ich meine – der eine Platz, der immer in der Nähe des Eingangs liegt, der dir den besten Weg spart und einfach perfekt ist. Und wenn du diesen Parkplatz einmal erobert hast, dann weißt du: Er gehört dir. Niemand sonst soll ihn jemals bekommen, und dafür kämpfe ich. Mein Parkplatz ist mein Heiligtum.

Der tägliche Kampf um diesen Platz beginnt oft schon, bevor ich das Bürogebäude überhaupt sehe. Ich fahre langsam die Straße entlang, die Augen gespannt auf das Ziel gerichtet. Wenn er frei ist, ist mein Tag gerettet. Aber wehe, jemand versucht, ihn mir vor der Nase wegzuschnappen! Es ist ein stiller, unsichtbarer Kampf, den alle Autofahrer führen, und ich bin bereit, ihn zu gewinnen. Mein Herz schlägt schneller, wenn ich den Platz schon aus der Ferne sehe – frei oder besetzt?

Wenn der Parkplatz belegt ist, folgt die Enttäuschung auf dem Fuß. Ich fluche leise vor mich hin, drehe eine Extrarunde durch die Nebenstraßen und hoffe, dass der andere Fahrer nur „mal kurz“ geparkt hat. Denn eins ist sicher: Ich werde kämpfen. Vielleicht parke ich kurz in der Nähe, starre auf den besetzten Platz und warte darauf, dass der Eindringling verschwindet. Manchmal lohnt es sich, manchmal nicht. Aber der Kampfgeist bleibt.

Und dann gibt es diese Tage, an denen ich den perfekten Parkplatz ergattere. Ich gleite hinein, als hätte ich einen wertvollen Schatz entdeckt. Der Moment, in dem ich den Motor abstelle und zufrieden in den Rückspiegel blicke, ist pures Glück. Ich schaue auf die vorbeifahrenden Autos, die enttäuscht weiterrollen müssen, und fühle mich ein bisschen wie die Königin der Straße. „Ja, das ist mein Parkplatz“, denke ich mir triumphierend.

Natürlich gibt es immer wieder jene Unwissenden, die glauben, dass sie Anspruch auf meinen Platz haben. Sie kommen zu dicht heran, als wollten sie mir den Platz streitig machen. Doch ich halte die Stellung – ohne Rücksicht auf Verluste. Es wird nicht passieren. Sie können es vergessen. Lieber parke ich schief, blockiere eine halbe Lücke oder fahre extra langsam, um meinen Besitzanspruch klarzumachen.

Und wenn jemand tatsächlich auf die Idee kommt, mir den Platz vor der Nase wegzuschnappen? Dann beginnt die wahre Herausforderung: das Finden eines Ersatzplatzes. Doch seien wir ehrlich: Kein anderer Platz fühlt sich je so gut an wie der Parkplatz. Es ist ein ständiger Kampf, aber es ist meiner, und solange ich das Steuer in der Hand habe, werde ich diesen Krieg immer wieder aufnehmen. Mein Parkplatz? Den kriegt niemand!

Wenn der Rücken plötzlich zwickt

Es gibt diesen Moment im Leben, in dem du merkst, dass du nicht mehr 20 bist. Für mich war es der Tag, an dem mein Rücken beschloss, sich mit einem leisen, aber unüberhörbaren „Zwick“ zu melden. Ohne Vorwarnung, ohne Anlass – einfach so, als wollte er mich freundlich daran erinnern, dass die glorreichen, schmerzfreien Zeiten endgültig vorbei sind.

Es passierte ganz harmlos. Ich bückte mich, um etwas aufzuheben, und zack – da war es. Ein stechender Schmerz, der mir signalisierte: „Achtung, ab jetzt machst du das bitte langsamer.“ Im ersten Moment habe ich es noch ignoriert. Ein kleiner Schmerz? Kein Problem, das geht schon weg. Aber wie bei einer schlechten Party blieb der Schmerz länger, als mir lieb war. Und so begann meine neue Beziehung mit meinem Rücken – eine Beziehung, die seitdem von unvorhersehbaren Zwicks und Zwacks geprägt ist.

Plötzlich merke ich, wie oft ich meinen Rücken beanspruche. Früher habe ich mich einfach bewegt, ohne nachzudenken. Heute überlege ich zweimal, bevor ich mich bücke oder etwas Schweres hebe. Die banalen Alltagsbewegungen, die früher so selbstverständlich waren, werden plötzlich zu potenziellen Gefahrenquellen. Ein schiefes Heben? Hallo, Rückenschmerzen. Zu lange sitzen? Klar, der Rücken meldet sich. Sogar beim Schlafen kann es passieren, dass ich aufwache und mich frage: „Was habe ich meinem Rücken im Schlaf nur angetan?“

Der nächste Schritt: Die endlose Suche nach Lösungen. Freunde und Bekannte sind immer zur Stelle mit ihren weisen Ratschlägen. „Yoga hilft“, sagt die eine. „Du brauchst einen besseren Stuhl“, meint der andere. Ich probiere alles: Dehnübungen, Wärmepflaster, ein neuer Bürostuhl – aber manchmal scheint der Rücken einfach zu entscheiden, wann er Ruhe gibt und wann er sich wieder bemerkbar macht.

Es gibt Tage, da funktioniert alles gut. Kein Zwicken, kein Ziehen – und ich fühle mich wie neu geboren. Doch dann, wenn ich es am wenigsten erwarte, kommt es zurück. Meistens in den unpassendsten Momenten: beim Bücken, beim Anziehen der Schuhe oder, am schlimmsten, mitten im Gang des Supermarktes, wenn ich versuche, nach etwas auf dem untersten Regal zu greifen.

Aber hey, das Leben geht weiter. Der Rücken zwickt, und ich zwicke zurück – na gut, vielleicht nur in Gedanken. Man gewöhnt sich an alles, auch an den kleinen Reminder, dass man nicht mehr so unbesiegbar ist, wie man es vielleicht mal war. Und seien wir ehrlich: Solange ich noch laufen, sitzen und stehen kann – mit gelegentlichem Stöhnen und leichten Verrenkungen – nehme ich das Rückenzwicken mit einem Lächeln.

Ein Tag im Spa – Entspannung oder Stress?

Ein Tag im Spa klingt immer nach purer Entspannung. Du stellst dir vor, wie du in flauschigen Bademänteln durch duftende Räume gleitest, mit einer Gesichtsmaske entspannst und der Alltagsstress von dir abfällt. Genau das dachte ich auch – bis ich tatsächlich einen Tag im Spa verbrachte und feststellen musste: Entspannung? Ja, aber der Weg dorthin ist voller Tücken.

Es beginnt bereits bei der Anmeldung. Während ich versuche, lässig und entspannt zu wirken, fühle ich mich in der Empfangshalle des Spas fehl am Platz. Überall sieht man perfekt entspannte Menschen, die scheinbar wissen, wie man sich in einem Spa bewegt. Ich hingegen stolpere über meine eigenen Flip-Flops und frage mich, ob ich vielleicht eine Bedienungsanleitung für den perfekten Spa-Tag verpasst habe.

Dann das erste große Dilemma: Welchen Bademantel nehme ich? Zu groß, zu klein, zu flauschig, zu dünn – irgendwie ist keiner genau richtig. Während andere sich elegant in ihre Bademäntel hüllen, kämpfe ich damit, den Gürtel so zu binden, dass ich nicht wie ein schlecht verpacktes Geschenk aussehe. Der Gedanke an Entspannung rückt immer weiter in die Ferne.

Als ich endlich in die Sauna komme, merke ich schnell, dass hier bestimmte Regeln herrschen – die mir niemand erklärt hat. Soll ich mich unterhalten? Schweigen? Wo platziere ich mein Handtuch? Wie lange halte ich es überhaupt aus, bevor mir schwindlig wird? Während alle um mich herum wie Profis schwitzen, bin ich bereits nach zwei Minuten bereit, das Handtuch zu werfen.

Der nächste Programmpunkt: eine Massage. Klingt entspannend, oder? Nun ja, nicht ganz. Als ich mich auf die Liege lege und die Masseurin anfängt, meine verkrampften Muskeln zu bearbeiten, frage ich mich, ob das wirklich zur Entspannung beiträgt. Sie drückt und knetet, und währenddessen bin ich mir sicher, dass sie irgendwo in meiner Schulter eine zweite Wirbelsäule entdeckt hat. Es tut weh, aber ich traue mich nicht, es zu sagen. Schließlich soll das ja „gut für mich“ sein.

Nach der Massage gleite ich erschöpft in den Ruheraum, um endlich den versprochenen Moment der Entspannung zu erleben. Doch anstatt in friedliche Stille zu versinken, ertappe ich mich dabei, wie ich über meine To-do-Liste nachdenke und ob ich das Auto noch tanken muss. Entspannung? Fehlanzeige.

Am Ende des Tages verlasse ich das Spa – ein bisschen entspannter, aber auch ein wenig gestresster, als ich es erwartet hatte. Der Versuch, entspannt zu sein, kann manchmal mehr Druck machen, als einfach einen gemütlichen Nachmittag auf der Couch zu verbringen. Vielleicht sollte ich beim nächsten Mal einfach ein heißes Bad zu Hause nehmen. Ohne Flip-Flops, ohne Sauna-Etikette und ohne Druck.

Die Sache mit den Selfies – Was mache ich falsch?

Selfies sind überall. Egal, wohin man schaut, die Leute posieren gekonnt vor Sehenswürdigkeiten, in Cafés oder einfach zu Hause auf der Couch. Ihr Lächeln ist perfekt, das Licht ist genau richtig, und die Kamera scheint sie aus dem besten Winkel zu erwischen. Doch wenn ich es versuche, kommt immer dieselbe Frage in mir auf: Was mache ich falsch?

Es beginnt schon mit dem Winkel. Alle scheinen genau zu wissen, wie sie ihr Handy halten müssen, damit ihre Gesichtszüge strahlend und scharf aussehen. Ich hingegen habe meistens den Winkel erwischt, bei dem mein Kinn doppelt so groß erscheint und meine Augen winzig klein wirken. Ich drehe und wende das Handy, strecke meinen Arm aus, halte den Kopf schräg – aber nichts hilft. Statt eines perfekten Selfies sieht es eher aus, als hätte ich versehentlich die Frontkamera aktiviert, während ich gerade im Halbschlaf war.

Und dann das Licht! Andere schaffen es, sich immer im perfekten Licht abzulichten, bei dem sie aussehen, als hätten sie gerade eine Profifotosession hinter sich. Ich dagegen? Ich stehe entweder im Schatten oder direkt im blendenden Sonnenlicht, sodass mein Gesicht aussieht wie eine überbelichtete Geistererscheinung. Egal, wie sehr ich versuche, die Sonne zu meinem Verbündeten zu machen – sie scheint immer gegen mich zu arbeiten.

Selbst wenn ich dann mal einen akzeptablen Winkel und einigermaßen gutes Licht finde, bleibt noch das Lächeln. Die anderen sehen immer entspannt und natürlich aus. Ich? Ich sehe entweder aus, als würde ich gezwungen lächeln, oder ich übertreibe es so sehr, dass mein Gesicht vor Anstrengung fast verkrampft. Wenn ich versuche, „cool und lässig“ zu wirken, endet es meistens damit, dass ich wie ein schlecht gelaunter Teenager aussehe, der gerade eine Strafpredigt über sich ergehen lässt.

Aber was mache ich dann? Löschen? Natürlich nicht! Ich gebe nicht auf. Ich mache hunderte von Versuchen, in der Hoffnung, dass irgendwann das perfekte Selfie dabei herauskommt. Wenn ich schließlich nach unzähligen Versuchen ein Bild gefunden habe, das „okay“ aussieht, bearbeite ich es natürlich mit all den Apps, die mir zur Verfügung stehen. Filter, Helligkeit, ein bisschen Kontrast hier und da – und plötzlich sieht es so aus, als hätte ich das perfekte Selfie mit einem Knopfdruck hinbekommen.

Doch seien wir ehrlich: Selfies sind ein Mysterium. Egal wie viele Anleitungen es gibt, egal wie oft man sie übt, irgendwie ist es doch immer eine Kunst für sich. Ich werde wohl nie eine dieser Selfie-Profis werden, aber das ist okay. Denn letztendlich geht es doch darum, Spaß zu haben – und vielleicht doch noch den richtigen Winkel zu finden. Irgendwann.

Warum ich mich vor Familienbesuchen fürchte

Es gibt eine ganz besondere Art von Stress, die nur Familienbesuche auslösen können. Versteht mich nicht falsch, ich liebe meine Familie – wirklich! Aber jedes Mal, wenn ein Familienbesuch ansteht, überkommt mich eine leichte Panik. Es ist, als würde ich mich auf eine wilde Achterbahnfahrt vorbereiten, bei der ich genau weiß, dass ich danach entweder völlig erledigt oder zumindest emotional durchgeschüttelt sein werde.

Der erste Schock kommt oft mit dem Anruf: „Wir kommen dich am Wochenende besuchen." In meinem Kopf läuft sofort ein Countdown ab. Wie viel Zeit habe ich, das Haus auf Hochglanz zu bringen? Denn seien wir ehrlich, wenn Familie kommt, reicht es nicht, einfach nur ein bisschen aufzuräumen. Nein, jedes Staubkorn muss verschwinden, jede Ecke blitzblank sein, und die Wohnung muss so aussehen, als würde ich sie im Alltag perfekt organisiert halten – was natürlich eine glatte Lüge ist. In den letzten Minuten vor dem Eintreffen herrscht hektisches Staubsaugen und panisches Verstecken von Alltagschaos. Wo war noch gleich der Deckel für diese Tupperdose?

Dann beginnt der eigentliche Besuch. Es fängt harmlos an, mit freundlichen Umarmungen und nettem Smalltalk. Doch schon nach den ersten Minuten kommen die klassischen Fragen: „Wie läuft's im Job? Wann bringst du mal wieder jemanden mit?" oder, mein persönlicher Favorit: „Hast du zugenommen?" Man ist sofort auf dem Prüfstand, und keine Antwort scheint jemals so richtig zu überzeugen.
Der nächste Punkt auf der Tagesordnung: das Essen. Familienbesuche bedeuten immer reichlich Essen. Aber warum gibt es immer mindestens ein Gericht, das aus meiner Kindheit stammt und das ich damals schon nicht mochte? Selbstverständlich zwinge ich mich aus Höflichkeit dazu, alles zu probieren – schließlich will ich keinen Familienkrieg entfachen. Doch innerlich seufze ich jedes Mal, wenn mir der Kartoffelsalat zum dritten Mal auf den Teller geschaufelt wird.

Und dann gibt es die ständige Geräuschkulisse. Kinder rennen schreiend durch die Wohnung, Tante Gerda erzählt zum zehnten Mal die gleiche Geschichte von vor zwanzig Jahren, und mein Versuch, ein ruhiges Gespräch zu führen, endet in einem lauten Monolog, weil man sich nur noch durch Rufen verständigen kann.

Am Ende des Tages bin ich erschöpft, mein Haus sieht wieder aus, als wäre ein Tornado durchgezogen, und ich frage mich, warum ich jedes Mal so nervös werde, wenn der nächste Besuch ansteht. Aber dann sehe ich die strahlenden Gesichter meiner Familie und erinnere mich daran, dass, trotz allem, diese chaotischen Besuche auch Momente der Freude sind – irgendwie. Bis zum nächsten Mal!

Mit 40 auf Facebook – Bin ich zu alt?

Es war ein seltsamer Moment, als ich mich dabei ertappte, wie ich mich fragte: „Bin ich zu alt für Facebook?" Früher war es DAS soziale Netzwerk. Jeder war dabei, postete Selfies, Urlaubsfotos und kommentierte fleißig das Leben seiner Freunde. Doch jetzt, mit 40, stellt sich mir die Frage, ob Facebook überhaupt noch das richtige Terrain für mich ist oder ob ich die jüngeren, trendigeren Plattformen den Jüngeren überlassen sollte.

Zuerst einmal: Ich bin nicht gerade ein Technik-Dinosaurier, aber irgendwie fühlt es sich auf Facebook immer mehr so an, als wäre ich auf einer riesigen digitalen Highschool-Reunion gelandet, bei der alle ständig ihre Erfolge und Errungenschaften präsentieren. Früher war das noch cool – aber jetzt? Die Hälfte meiner Timeline besteht aus Babyfotos, Familienausflügen und Updates darüber, wie perfekt das Leben meiner alten Schulfreunde ist. Und dazwischen sitze ich, mit meinem Post über den neuen Kaffeesorte, die ich entdeckt habe. Fühlt sich irgendwie... nicht ganz richtig an.

Noch dazu kommt die ständige Frage, was ich überhaupt posten soll. Früher konnte ich einfach ein Partybild hochladen oder von meiner letzten Reise berichten. Aber jetzt? Soll ich Fotos meiner neuen Couch hochladen oder stolz mein neu erstandenes Tupperware-Set zeigen? Und jedes Mal, wenn ich versuche, etwas Witziges zu posten, wirkt es, als hätte ich verzweifelt versucht, cool zu sein – so wie diese Lehrer, die plötzlich Jugendsprache benutzen, aber irgendwie doch nicht ganz den Dreh raus haben.

Und dann sind da die jüngeren Generationen. Die sind sowieso längst auf Instagram, TikTok und Co. umgezogen. Facebook? Das ist für die „Oldies". Das wird mir spätestens dann klar, wenn ich auf die Profile meiner jüngeren Verwandten schaue und merke, dass deren letzte Aktivität auf Facebook vor zwei Jahren war. Dafür sind sie auf Instagram täglich aktiv. Autsch!

Trotzdem kann ich es nicht ganz loslassen. Es ist die einzige Plattform, auf der ich noch mit meinen alten Schulfreunden, entfernten Verwandten und – ich gebe es zu – den Gruppen zum Thema „Gartentipps für Anfänger" in Kontakt bleibe. Und seien wir ehrlich, irgendwo ist es auch beruhigend, dass Facebook ein bisschen wie ein digitales Fotoalbum der letzten Jahrzehnte funktioniert. Jedes Mal, wenn ich durch alte Fotos scrolle, bekomme ich einen nostalgischen Schub und bin wieder versöhnt mit der Plattform.

Also, bin ich zu alt für Facebook? Vielleicht. Aber solange ich noch Spaß daran habe, meine 40er mit lustigen Memes und kleinen Alltagsanekdoten zu teilen, bleibe ich dabei. Die Jüngeren dürfen ihre Plattformen haben – ich behalte mein kleines digitales Wohnzimmer, wo ich mich irgendwie immer noch zu Hause fühle.

Die Jagd nach dem perfekten Haarschnitt

Es gibt eine ewige Suche im Leben, die nie endet – die nach dem perfekten Haarschnitt. Egal, wie oft ich mir die Haare schneiden lasse, es fühlt sich immer so an, als wäre ich nur eine Entscheidung vom ultimativen Look entfernt, doch diese Entscheidung ist unerreichbar, wie eine mystische Legende. Jeder neue Termin beim Friseur ist wie ein Abenteuer, bei dem ich voller Hoffnung und Erwartung das Salonportal betrete, nur um am Ende wieder vor dem Spiegel zu stehen und mich zu fragen: „Was ist nur schiefgelaufen?"

Es fängt schon bei der Beratung an. Ich setze mich auf den Stuhl und versuche, meine Vorstellungen zu erklären. „Etwas Frisches, aber nicht zu kurz. Vielleicht mit ein bisschen Schwung, aber es muss leicht zu stylen sein." Dabei mache ich vage Handbewegungen, während ich versuche, die Unmengen an Pinterest-Bildern, die ich zuvor durchstöbert habe, in Worte zu fassen. Mein Friseur nickt – er hat bestimmt schon tausend solcher Gespräche geführt – und ich gebe mich der Illusion hin, dass dieses Mal alles gut gehen wird.

Doch dann beginnt das eigentliche Schneiden. Und während die Schere klickt und die Haare fallen, steigt in mir ein leises Unbehagen auf. „Ist das zu viel?", frage ich mich, aber natürlich sage ich nichts. Schließlich will ich nicht unhöflich wirken. Ich vertraue darauf, dass das Endergebnis grandios wird. Aber je weiter die Schere ihren Weg durch mein Haar findet, desto mehr bekomme ich das Gefühl, dass ich auf dem besten Weg bin, erneut in der Haarschnitt-Falle zu landen.

Der Moment der Wahrheit kommt, wenn der Friseur den Spiegel hinter meinem Kopf hält und mir stolz das fertige Werk präsentiert. Natürlich lächle ich höflich und sage: „Ja, sieht toll aus!", während mein inneres Ich schreit: „Warum sehe ich aus wie meine Mutter in den 80ern?" Die Träume vom perfekten, schwungvollen Look sind dahin, und ich verlasse den Salon mit der leisen Hoffnung, dass das Styling zu Hause vielleicht doch noch etwas retten kann.

Zu Hause stehe ich dann vor dem Spiegel und versuche verzweifelt, den Haarschnitt nachzustylen, wie es der Friseur gemacht hat. Aber anstatt glamouröser Wellen sehe ich eher aus, als hätte ich mit einem Ventilator gekämpft. Egal, wie viel Haarspray, Gel oder Bürsten ich benutze, es gelingt nie so, wie ich es mir vorgestellt habe.

Und dann kommt das lange Warten. Wochen vergehen, bis der Haarschnitt endlich herauswächst, und die Jagd beginnt von Neuem. „Nächstes Mal wird es besser", rede ich mir ein, während ich meinen nächsten Termin buche und von einem Haarschnitt träume, der meine Haarträume wahr werden lässt. Aber tief im Inneren weiß ich: Der perfekte Haarschnitt ist wie das Einhorn der Friseurwelt – man jagt es, aber es bleibt ein seltenes, nahezu unerreichbares Ziel.

Kochabende – und der geheime Wunsch nach Pizza

Kochabende klingen immer nach einer fantastischen Idee. Man trifft sich mit Freunden, plant ein tolles Menü, alle bringen ihre Lieblingszutaten mit, und am Ende gibt es ein Festmahl, bei dem jeder stolz auf seine Kochkünste sein kann. In der Theorie klingt das perfekt – doch die Realität sieht oft ganz anders aus. Während wir fröhlich schnippeln, braten und köcheln, gibt es einen ständigen, unausgesprochenen Wunsch, der mich bei solchen Abenden verfolgt: Pizza. Ganz ehrlich, wer wünscht sich nicht manchmal, einfach eine Pizza zu bestellen?

Es fängt immer optimistisch an. Die Gruppe versammelt sich in der Küche, alle sind motiviert, und die Zutaten werden auf die Arbeitsflächen gelegt. „Heute zaubern wir etwas ganz Besonderes", sagt jemand begeistert, während die Rezepte ausgetauscht werden. Meistens sind die Gerichte ambitioniert – schließlich wollen wir etwas Beeindruckendes auf den Tisch bringen. Risotto, handgemachte Pasta, vielleicht sogar ein aufwendiges Dessert. Die Stimmung ist gut, und alle scheinen sich darauf zu freuen, das beste Abendessen des Jahres zuzubereiten.

Doch schon nach kurzer Zeit beginnen die Probleme. Das Schneiden der Zwiebeln dauert ewig, das Risotto klebt am Topfboden fest, und der Versuch, die perfekte Konsistenz für den Teig hinzubekommen, wird schnell zur Wissenschaft. Während ich mich durch die Schritte des Rezepts kämpfe, merke ich, dass sich der geheime Wunsch nach Pizza langsam, aber sicher in meinen Gedanken festsetzt. „Warum machen wir uns das Leben eigentlich so schwer?", frage ich mich, während ich den Schweiß von der Stirn wische. Eine Pizza wäre in 20 Minuten da – heiß, perfekt belegt und ohne den Stress, ständig Rezepte zu googeln.

Natürlich gebe ich mir Mühe, den Kochabend zu genießen, und lobe die Teamarbeit. Doch während das Risotto weiter in der Pfanne klebt und die selbstgemachte Pasta irgendwie nie so perfekt aussieht wie auf den Fotos, denke ich an diese verlockende, einfache Lösung: ein Anruf beim Pizzalieferdienst. Aber ich schweige – schließlich will ich nicht der Spielverderber sein, der die große Kochidee sabotiert.

Am Ende des Abends, wenn das Essen endlich auf dem Tisch steht, freue ich mich – wirklich! Es schmeckt gut, alle sind stolz auf das Ergebnis, und wir haben viel gelacht. Doch tief in mir bleibt dieser leise Gedanke: „Das nächste Mal, einfach Pizza." Denn so sehr ich Kochabende auch mag – manchmal geht einfach nichts über den Komfort einer schnell gelieferten, perfekt knusprigen Pizza.

Warum ich zu spät in die Mode der 80er kam

Es gibt da diesen nostalgischen Trend, der in den letzten Jahren wieder voll im Kommen ist: die Mode der 80er. Überall sehe ich Neonfarben, Schulterpolster und high-waisted Jeans. Alle scheinen plötzlich den Stil der 80er zu lieben – und ich? Ich frage mich, warum ich erst jetzt zu spät auf diesen Zug aufspringe. Vielleicht, weil ich in den 80ern zwar gelebt habe, aber damals einfach nicht cool genug war, um diese ikonischen Looks zu tragen.

In den 80ern war ich noch jung und weit entfernt davon, ein Modebewusstsein zu entwickeln. Während alle anderen in grellen Leggings, knalligen Farben und XXL-Schulterpolstern durch die Gegend liefen, war ich noch damit beschäftigt, meine schlichten Outfits für die Schule zu tragen. Mode? War für mich damals kein großes Thema. Hauptsache bequem und praktisch. Diese wilden, exzentrischen Outfits der „coolen Leute" wirkten auf mich eher einschüchternd als inspirierend.

Doch jetzt, Jahrzehnte später, sehe ich die Mode der 80er mit ganz anderen Augen. Plötzlich sind die schrillen Farben und mutigen Schnitte nicht mehr seltsam, sondern spannend. Sie versprühen ein Lebensgefühl, das Selbstbewusstsein und Freiheit symbolisiert. Schulterpolster? Genial! High-waisted Jeans? Bequem und stylisch zugleich! Und Neonfarben? Na ja, die bringen jede Menge Spaß in den Kleiderschrank. Also, warum habe ich damals nicht mutiger zugegriffen?

Vielleicht, weil ich damals einfach nicht den Mut hatte, aufzufallen. Die Mode der 80er war extravagant, laut und forderte Aufmerksamkeit – Eigenschaften, die ich erst mit den Jahren schätzen gelernt habe. Damals wollte ich nicht im Mittelpunkt stehen, heute hingegen sehe ich darin kein Problem mehr. Mode ist schließlich auch eine Ausdrucksform, und die 80er waren die Zeit, in der das besonders stark zelebriert wurde.

Heute jedoch, wenn ich durch die Läden streife und überall Retro-Trends entdecke, verspüre ich das dringende Bedürfnis, all das nachzuholen. Plötzlich finde ich mich in Neon-Sneakers und weit geschnittenen Blazern wieder, als wäre ich auf dem Weg zu einem Madonna-Konzert. Irgendwie passt es jetzt besser zu mir – vielleicht, weil ich jetzt das Selbstbewusstsein habe, diese auffälligen Stile wirklich zu tragen.

Es ist lustig, wie die Zeit die Perspektive ändert. Während ich früher nicht im Traum daran gedacht hätte, Neonfarben oder riesige Schulterpolster zu tragen, genieße ich es jetzt, mit der Mode zu spielen und mich in diese längst vergangene Ära zu hüllen. Ja, ich bin zu spät zur Party der 80er gekommen, aber besser spät als nie, oder? Schließlich gibt es immer eine zweite Chance, modisch etwas auszuprobieren – und ich hole jetzt alles nach.

Die Fitnessstudio-Mitgliedschaft, die ich nie nutze

Es gibt da etwas, das mir immer wieder ins Gedächtnis kommt, wenn ich an meine Finanzen denke: die Fitnessstudio-Mitgliedschaft, die ich nie nutze. Jeden Monat wird der Betrag zuverlässig von meinem Konto abgebucht, und jeden Monat nehme ich mir vor, dass ich diesmal wirklich hingehen werde. Aber wenn ich ehrlich bin, war mein letztes Workout im Studio schon so lange her, dass ich mich frage, ob mein Mitgliedsausweis überhaupt noch funktioniert.

Es begann – wie so vieles – mit den besten Absichten. „Dieses Mal bleibe ich dran", sagte ich mir, als ich die Mitgliedschaft unterschrieb und mich voller Motivation auf die Maschinen stürzte. In den ersten Wochen war ich regelmäßig da. Ich fühlte mich fit, stark und voller Tatendrang. Doch dann kam der Alltag dazwischen. Ein stressiger Tag im Büro, das schlechte Wetter, eine neue Serie auf Netflix – es gab immer einen Grund, das Fitnessstudio „auf morgen" zu verschieben. Und „morgen" wurde immer wieder vertagt.

Irgendwann war der Gedanke, ins Studio zu gehen, nur noch ein fernes, schlechtes Gewissen, das mich jedes Mal einholte, wenn ich meine Kontoauszüge durchging. „Wieso zahle ich dafür eigentlich noch?", frage ich mich dann, während ich auf der Couch sitze und einen Snack in der Hand habe. Die Antwort ist einfach: Hoffnung. Die Hoffnung, dass ich es irgendwann wirklich ernst meine und den Weg zurück ins Studio finde.

Das Problem ist nicht das Fitnessstudio selbst – das ist top ausgestattet, hat freundliches Personal und ist eigentlich auch in der Nähe. Nein, das Problem bin ich. Es ist die Motivation, die im Alltag immer wieder verloren geht. Der Gedanke, nach einem langen Arbeitstag noch in Sportklamotten zu schlüpfen und mich durch Geräte und Kurse zu quälen, wirkt oft weniger verlockend als die Aussicht, einfach auf der Couch zu entspannen.

Doch jedes Mal, wenn ich daran denke, die Mitgliedschaft zu kündigen, überkommt mich die nächste Welle der Motivation. „Bald fange ich wieder an", rede ich mir ein. „Dann wäre es ja dumm, jetzt zu kündigen." Also bleibt die Mitgliedschaft bestehen, wie eine kleine Erinnerung daran, dass ich eigentlich sportlich sein könnte – wenn ich es nur wollte.

Vielleicht werde ich eines Tages tatsächlich wieder die Schwelle des Fitnessstudios übertreten. Aber bis dahin bleibt die Mitgliedschaft wie eine Art „Motivationsabo", das mich still begleitet – ohne, dass ich es nutze. Aber hey, man weiß ja nie. Vielleicht ist morgen wirklich der Tag, an dem ich wieder hingehe. Vielleicht.

Wie man die perfekte Serie für den Winter findet

Der Winter naht, und mit ihm die Zeit, in der man sich am liebsten in eine Decke kuschelt, mit einer heißen Schokolade in der Hand und endlosen Stunden vor dem Fernseher verbringt. Doch die wahre Herausforderung ist nicht das Einkuscheln – nein, es ist die Frage: Welche Serie schaue ich? Denn den Winter zu überstehen, erfordert die perfekte Serie, die einen durch die kalten Tage und langen Nächte bringt. Aber wie findet man sie?

Zuerst einmal muss die Serie genug Staffeln haben. Eine gute Winterserie ist nichts für kurze Abstecher. Nein, sie braucht Tiefe und Länge. Schließlich will niemand nach einer Staffel plötzlich ohne Plan dastehen und wieder auf die Suche gehen. Ideal sind Serien mit mindestens fünf Staffeln, damit du bis zum Frühlingsanfang beschäftigt bist. Es ist eine Art Marathon, und die Serie muss dich durch den gesamten Winter tragen.

Dann kommt die Frage nach dem Genre. Im Winter neigen viele dazu, sich in Wohlfühlserien zu flüchten – etwas Leichtes, das einen von der tristen Realität draußen ablenkt. Sitcoms wie Friends oder The Office sind da die Klassiker. Sie haben genug Episoden, dass man fast den Überblick verliert, und sorgen für gute Laune, wenn es draußen schneit. Aber manchmal braucht man auch das Gegenteil: düstere, spannende Thriller oder epische Fantasy-Serien. Schließlich gibt es nichts Besseres, als in die Welt von Game of Thrones oder Breaking Bad einzutauchen, während der Wind um die Fenster pfeift.

Ein weiterer wichtiger Punkt: Die Charaktere. Die perfekte Winterserie braucht Figuren, mit denen man sich anfreunden kann – oder die man zumindest über mehrere Wochen begleiten möchte. Es muss eine Serie sein, bei der man nach jeder Folge gespannt ist, wie es weitergeht, und sich auf den nächsten Serienmarathon freut. Schließlich verbringst du viel Zeit mit diesen Charakteren, also sollten sie dich nicht langweilen.

Natürlich darf man die Atmosphäre nicht vergessen. Im Winter sollte die Serie am besten auch optisch zum Wetter passen. Schnee, düstere Landschaften, vielleicht eine Prise Mystik – all das trägt zur perfekten Winterstimmung bei. Serien wie Stranger Things oder The Witcher schaffen es, diese düstere, aber fesselnde Stimmung perfekt einzufangen.

Und schließlich: Der Binge-Faktor. Die perfekte Winterserie muss süchtig machen. Du brauchst das Gefühl, nach jeder Folge „nur noch eine" sehen zu wollen – und das am besten den ganzen Abend lang. Denn im Winter gibt es nichts Schöneres, als den Tag mit einem Serienmarathon zu verbringen, während es draußen stürmt.

Am Ende des Tages ist die perfekte Serie für den Winter die, die dich vergessen lässt, dass es draußen kalt und dunkel ist. Sie muss dich in eine andere Welt entführen und dir die Wintermonate versüßen – bis der Frühling kommt.

Das erste Knacken im Knie – was nun?

Es passiert plötzlich und unerwartet. Du bückst dich, gehst in die Hocke oder stehst einfach nur auf – und dann hörst du es: Knack! Ein leises, aber deutliches Geräusch, das direkt aus deinem Knie kommt. Es ist das erste Knacken, und in diesem Moment weißt du, dass etwas in deinem Leben sich für immer verändert hat. Das Knacken ist nicht nur ein Geräusch, sondern ein Zeichen. Aber was nun?

Zuerst einmal versuchst du, es zu ignorieren. „Ach, das war bestimmt nur ein Zufall“, redest du dir ein. Vielleicht hast du dich einfach falsch bewegt, vielleicht war das Wetter schuld – wer weiß? Doch in den nächsten Tagen und Wochen passiert es immer wieder. Jedes Mal, wenn du in die Hocke gehst oder dich schnell bewegst, knackt es. Das leise Geräusch wird zu einem ständigen Begleiter, und plötzlich fühlst du dich, als hätte dein Körper dir eine unmissverständliche Nachricht geschickt: „Willkommen im Club der Knackenden.“

Natürlich fragst du dich: Was bedeutet das? Bin ich jetzt alt? Muss ich zum Arzt? Sollte ich mir Sorgen machen? Die Antwort ist meistens: Nein, du bist nicht alt – zumindest noch nicht. Aber es ist der Moment, in dem du merkst, dass dein Körper sich langsam verändert. Was früher problemlos funktioniert hat, macht plötzlich Geräusche, die es vorher nicht gab. Es ist, als würde dein Knie dir zuflüstern: „Schalte einen Gang runter.“

Dann beginnt die Suche nach Lösungen. Du googlest das Problem, was meistens dazu führt, dass du auf gruselige Diagnosen stößt, die von Meniskusrissen bis zu Arthrose reichen. Die Realität ist aber oft weniger dramatisch. Meistens liegt es einfach daran, dass die Gelenke mit der Zeit etwas weniger geschmeidig werden. Dehnübungen und Bewegung helfen oft schon, das Knacken zu minimieren – oder zumindest dafür zu sorgen, dass es nicht schlimmer wird.

Aber dann kommt der Moment, in dem du dich mit dem Knacken arrangierst. Du merkst, dass es kein Zeichen dafür ist, dass alles bergab geht, sondern eher ein kleiner, humorvoller Hinweis deines Körpers: „Hey, wir werden nicht jünger, aber wir schaffen das schon.“ Du beginnst, das Knacken mit einem Lächeln zu akzeptieren und nimmst es als neuen Teil deines Alltags hin. Schließlich knackt das Knie, aber es funktioniert immer noch, und das ist die Hauptsache.

Und so findest du dich in einer neuen Routine wieder: Etwas mehr Achtsamkeit, etwas weniger Hektik – und vielleicht ein paar zusätzliche Pausen, wenn du das nächste Mal in die Hocke gehst. Das Knie knackt zwar, aber das Leben geht weiter. Und wer weiß, vielleicht knackt es irgendwann so regelmäßig, dass du es gar nicht mehr bemerkst. Ein kleines Zeichen dafür, dass das Leben voranschreitet – und das ist völlig in Ordnung.

Wenn du plötzlich weißt, wie man Fenster putzt

Es gibt Momente im Leben, die dich erkennen lassen, dass du wirklich erwachsen geworden bist. Einer dieser Momente ist, wenn du plötzlich weißt, wie man Fenster putzt. Nicht nur das oberflächliche Abwischen mit einem alten Lappen, sondern das richtige, professionelle Fensterputzen, das deine Fenster so klar macht, dass du fast vergisst, dass da überhaupt Glas ist.

Der Weg dorthin ist jedoch nicht leicht. In den frühen Jahren des Lebens denkt man kaum über Fenster nach – sie sind einfach da. Klar, man sieht ab und zu die Streifen und den Schmutz, aber das Putzen? Das wird irgendwann gemacht, vielleicht von jemand anderem. Fensterputzen gehört nicht gerade zu den glamourösen Aufgaben im Haushalt, und so lange man durch die Fenster noch einigermaßen nach draußen schauen kann, wird es oft verdrängt.

Doch dann kommt der Tag, an dem du plötzlich nicht mehr um das Thema Fensterputzen herumkommst. Vielleicht ist es ein besonders sonniger Tag, und du siehst plötzlich jeden Fingerabdruck und Staubpartikel auf dem Glas. Oder du hast Gäste angekündigt und dir wird klar: Diese Fenster brauchen Hilfe. Und so stehst du da, mit dem Putzmittel in der Hand, und beginnst, die Geheimnisse des Fensterputzens zu ergründen.

Zuerst merkst du, dass der falsche Lappen nur Streifen hinterlässt – also lernst du schnell, dass es spezielle Fensterputztücher gibt. Diese magischen Mikrofasertücher, die die Fenster streifenfrei hinterlassen. Dann entdeckst du, dass das Putzmittel nicht zu viel Schaum haben sollte, weil das die Flecken nur noch schlimmer macht. Du entwickelst eine Technik: Zuerst von oben nach unten, dann in gleichmäßigen Bahnen, vielleicht sogar mit einem Fensterabzieher, den du vorher nie für nötig gehalten hast.

Plötzlich fühlst du dich wie ein Profi. Du stehst vor deinem Werk, siehst die Sonne durch die makellos sauberen Fenster strahlen und bist fast ein bisschen stolz auf dich. Wer hätte gedacht, dass Fensterputzen eine solche Genugtuung sein kann?

Und dann kommt die Erkenntnis: Du bist wirklich erwachsen geworden. Du hast es geschafft – du weißt jetzt, wie man Fenster putzt, ohne dabei verzweifelt an den Streifen zu scheitern. Es ist ein stilles, unscheinbares Talent, aber eines, das dir das Gefühl gibt, dass du das Leben doch ein bisschen im Griff hast. Die Fenster sind sauber, die Welt ist klarer – und du weißt jetzt: Wenn du Fenster putzen kannst, kannst du fast alles schaffen.

Die Kunst, im Chaos den Überblick zu behalten

Es gibt Menschen, die scheinen ihr Leben perfekt organisiert zu haben – alles läuft nach Plan, der Schreibtisch ist aufgeräumt, die Termine sind immer im Blick. Und dann gibt es Menschen wie mich, die jeden Tag den Kampf gegen das Chaos führen. Mein Leben fühlt sich oft an wie ein ständiger Balanceakt auf einem Seil, während um mich herum Notizzettel, Aufgabenlisten und unerledigte Projekte wie ein Wirbelsturm toben. Doch irgendwie habe ich die Kunst erlernt, im Chaos den Überblick zu behalten – zumindest halbwegs.

Es beginnt mit dem Schreibtisch. Oder, genauer gesagt, mit dem Zustand meines Schreibtisches. Überall liegen Papiere, Stifte, Post-its und Kabel, die sich in einem unentwirrbaren Knäuel verheddern. Der Versuch, Ordnung in dieses Chaos zu bringen, ist wie das Bändigen eines wilden Tieres. Ich starte voller Motivation, doch schon nach fünf Minuten merke ich, dass ich mich ablenken lasse – vielleicht sollte ich doch erstmal den Stapel mit den alten Zeitschriften durchgehen?

Das Chaos scheint mein ständiger Begleiter zu sein, egal ob zu Hause, bei der Arbeit oder im Kopf. Doch seltsamerweise schaffe ich es trotzdem, den Überblick zu behalten. Nicht durch perfekte Organisation, sondern durch ein System, das nur ich verstehe. Es mag nach außen hin chaotisch wirken, aber ich weiß genau, welcher Stapel wofür ist. Das Post-it mit der halb vergilbten Ecke? Wichtig! Der Zettel, der unter dem Bücherstapel hervorlugt? Da steht etwas drauf, was ich dringend erledigen muss. Mein Chaos hat eine eigene Logik – eine, die niemand sonst verstehen würde.

Der wahre Trick, im Chaos den Überblick zu behalten, liegt darin, das Chaos anzunehmen. Anstatt krampfhaft zu versuchen, die perfekte Ordnung zu schaffen, habe ich gelernt, mit den Unvollkommenheiten zu leben. Ein bisschen Chaos ist okay, solange ich die wichtigsten Dinge im Kopf behalte. Statt mich zu sehr über den Stapel unerledigter Aufgaben zu stressen, konzentriere ich mich darauf, die dringendsten Dinge zuerst zu erledigen – und den Rest irgendwie in den Griff zu bekommen.

Natürlich gibt es Momente, in denen das Chaos mich übermannt. Diese Tage, an denen der Kalender überquillt und die E-Mails sich stapeln, und ich das Gefühl habe, nichts mehr im Griff zu haben. Doch dann erinnere ich mich daran: Es ist okay. Ich habe es bisher immer irgendwie geschafft. Also atme ich tief durch, greife mir den wichtigsten Zettel und fange einfach an.

Denn am Ende des Tages ist das Geheimnis nicht, das Chaos vollständig zu beseitigen – das wird nie passieren. Es geht darum, inmitten des Durcheinanders den Überblick zu behalten, indem man das Wesentliche erkennt und Schritt für Schritt vorangeht. Und vielleicht ist das meine eigene Art von Ordnung.

Warum Lärm plötzlich viel lauter wirkt

Früher war Lärm für mich kein Problem. Laute Musik, volle Cafés, schreiende Kinder – all das habe ich kaum wahrgenommen, geschweige denn als störend empfunden. Doch jetzt, mit jedem Jahr, scheint der Lärm um mich herum immer lauter zu werden. Plötzlich ist es nicht mehr einfach nur Hintergrundrauschen. Nein, es ist wie eine permanente Geräuschkulisse, die mich überfordert. Aber warum?

Es begann schleichend. Zuerst war es das laute Gespräch am Nachbartisch im Café, das mich aus meinem entspannten Buchlesen riss. Früher hätte ich das überhört, aber jetzt konnte ich nicht mehr anders, als jedes Wort zu hören – und dabei innerlich zu seufzen. Dann kam die laute Musik im Supermarkt dazu, die mich plötzlich nervös machte, während ich versuchte, konzentriert meinen Einkaufszettel abzuarbeiten. Und jetzt? Der Staubsauger, das Radio, die Baustelle draußen – all das wirkt auf einmal so viel lauter und anstrengender.

Liegt es daran, dass ich älter werde? Vielleicht. Früher bin ich mit dem Chaos um mich herum mitgewachsen. In Diskos und auf Partys war ich mitten im Lärm und habe es genossen. Heute jedoch scheint mein Nervensystem sensibler zu reagieren. Jeder Autohupen, jeder laute Fernseher im Hintergrund zieht meine Aufmerksamkeit auf sich und lässt mich zusammenzucken. Und dann gibt es diese Tage, an denen ich einfach nur Ruhe will. Absolute Stille, ohne Unterbrechungen.

Vielleicht liegt es auch daran, dass ich jetzt bewusster lebe. Früher war ich selbst oft derjenige, der laute Musik aufgedreht oder in einer überfüllten Bar stundenlang gequatscht hat. Doch jetzt genieße ich die ruhigen Momente mehr. Ein Spaziergang im Park, ein leises Gespräch oder einfach ein gemütlicher Abend auf der Couch – das sind die Dinge, die mich entspannen. Lärm hingegen? Er ist zu einem Störfaktor geworden, der mich aus meiner Ruhe reißt.

Am schlimmsten ist es, wenn der Lärm nicht kontrollierbar ist. Baustellenlärm, Flugzeuggeräusche, der bellende Hund des Nachbarn – all diese Geräusche, die man nicht einfach ausschalten kann, bringen mich an den Rand des Wahnsinns. Und dann frage ich mich: Bin ich wirklich so lärmempfindlich geworden? Oder ist die Welt um mich herum einfach lauter geworden?

Natürlich gibt es auch die Momente, in denen ich den Lärm ignoriere und mich wieder entspanne. Aber eins ist sicher: Der Lärm hat an Intensität gewonnen, zumindest in meinem Kopf. Vielleicht liegt es daran, dass ich jetzt mehr Wert auf Ruhe lege. Oder vielleicht habe ich einfach den Lautstärkepegel des Lebens erreicht, an dem ich die Stille mehr schätze als das laute Dröhnen des Alltags.

Am Ende des Tages bleibt eine Erkenntnis: Ruhe ist ein Luxus, den man zu schätzen lernt, je älter man wird. Und auch wenn der Lärm lauter wirkt, weiß ich, dass ich die Stille umso mehr genießen kann – wann immer ich sie finde.

Der Kampf gegen das Vergessen – Namen, Termine, alles!

Es gibt diesen Moment, in dem du mitten in einem Gespräch stehst und dir plötzlich der Name deines Gegenübers entfällt. Du weißt, dass du ihn kennst, ihr habt euch schon mehrfach unterhalten, aber in deinem Kopf? Leere. Namen, Termine, kleine Alltagsdetails – sie verschwinden schneller, als ich sie behalten kann. Willkommen im täglichen Kampf gegen das Vergessen!

Früher konnte ich mir Namen, Telefonnummern und Geburtstage mühelos merken. Doch mittlerweile fühlt es sich so an, als würde mein Gehirn eine Art „Datenbereinigung" betreiben. Was nicht regelmäßig gebraucht wird? Einfach gelöscht! Vor allem bei Namen. Ich treffe jemanden, wir führen ein nettes Gespräch, und sobald ich mich verabschiede, hat mein Gehirn beschlossen, dass der Name nicht wichtig genug ist, um ihn zu speichern. Und dann? Treffe ich dieselbe Person zwei Wochen später und tue so, als würde ich den Namen noch wissen. Aber in Wirklichkeit hoffe ich, dass er oder sie ihn beiläufig erwähnt.

Dann wären da die Termine. Kalender, Notizbücher, digitale Erinnerungen – ich habe alles ausprobiert, um mein Leben zu organisieren. Doch irgendwie entwischt mir trotzdem immer wieder ein Termin. Ich bin nicht sicher, ob mein Gehirn absichtlich rebelliert oder ob es einfach nur überfordert ist mit all den Aufgaben, die der Alltag so mit sich bringt. Ich trage alles sorgfältig in meinen Kalender ein und vergesse trotzdem, rechtzeitig nachzusehen. Das Ergebnis? Verpasste Arzttermine, Geburtstage, die ich zu spät bemerke, und spontane Panikmomente, wenn mir einfällt, dass ich irgendwohin muss.

Doch der Kampf gegen das Vergessen ist nicht nur auf Termine und Namen beschränkt. Es sind auch die kleinen Dinge im Alltag. Wo habe ich meine Brille hingelegt? Den Schlüssel? Und warum stehe ich in der Küche, ohne zu wissen, was ich hier wollte? Das Vergessen scheint überall zuzuschlagen, ganz ohne Vorwarnung. Und das Schlimmste? Diese Momente, in denen du etwas sagen willst und das Wort dir einfach nicht einfällt. Es liegt dir auf der Zunge, aber es kommt einfach nicht heraus. Stattdessen stehst du da und versuchst, so normal wie möglich zu wirken, während dein Kopf auf Hochtouren arbeitet.

Natürlich habe ich mich mit kleinen Tricks gewappnet: Listen, Post-its, Erinnerungs-Apps – all das hilft, die tägliche Vergessenskatastrophe einzudämmen. Aber seien wir ehrlich, manchmal reicht auch das nicht. Das Vergessen bleibt ein ständiger Begleiter, der sich immer dann einschleicht, wenn man ihn am wenigsten braucht.

Am Ende bleibt nur eines: Gelassenheit. Ich habe gelernt, dass ich nicht alles perfekt im Kopf behalten kann. Namen, Termine und kleine Details mögen verschwinden, aber die wichtigen Dinge – die Menschen, die ich liebe, und die Momente, die zählen – die bleiben. Alles andere? Wird irgendwie schon wieder auftauchen. Hoffentlich.

Der Wein, der zur besten Freundin wird

Es gibt da diese besondere Flasche Wein, die immer in meinem Kühlschrank oder Regal wartet. Nicht die teure, edle Flasche für besondere Anlässe, sondern der Wein, der für die kleinen Momente des Lebens da ist. Der Wein, der zur besten Freundin geworden ist. Denn, seien wir ehrlich: Manchmal ist ein Glas Wein genau das, was man braucht, um den Tag zu überstehen – oder ihn gebührend zu beenden.

Es fängt an, wenn der Tag chaotisch war. Die To-do-Liste ist immer noch halb unerledigt, die Kinder haben ihre Launen ausgelebt, und die Arbeit hat sich endlos in die Abendstunden gezogen. Doch dann kommt dieser Moment, wenn alles zur Ruhe kommt und du endlich durchatmen kannst. Genau dann öffnest du die Flasche und hörst das leise „Plopp" des Korkens – und in diesem Moment weißt du, dass alles gut wird. Der erste Schluck Wein ist wie ein tiefer Atemzug. Sofort entspannst du dich, lässt den Stress des Tages hinter dir und genießt das Gefühl, dass das Leben für einen Moment stillsteht.

Natürlich wird Wein zur besten Freundin, weil er in den richtigen Momenten da ist. Ob beim gemütlichen Abend auf der Couch mit der Lieblingsserie, beim Plausch mit einer echten Freundin oder nach einem langen Tag, an dem du einfach nur deine Füße hochlegen möchtest – ein Glas Wein passt immer. Er verurteilt dich nicht, er stellt keine Fragen, er ist einfach da, um dir beizustehen.

Und wie jede beste Freundin hat auch der Wein seine verschiedenen Persönlichkeiten. Es gibt den sanften, leichten Weißwein für laue Sommerabende, den kräftigen Rotwein für die kalten Wintertage oder den prickelnden Rosé, der dich an den letzten Urlaub am Meer erinnert. Je nach Stimmung und Anlass findest du den Wein, der zu dir passt – und er passt sich dir an, ohne jemals kompliziert zu sein.

Aber wie bei jeder guten Freundschaft darf man es nicht übertreiben. Ein Glas ist wunderbar, zwei Gläser sind ein kleiner Luxus, aber darüber hinaus fängt der Wein an, nicht mehr ganz so freundlich zu sein. Diese Lektion lernt man schnell, wenn man am nächsten Morgen aufwacht und sich fragt, warum der Kopf so schwer ist und der Wecker so laut klingt.

Doch das Schöne ist: Wein bleibt treu. Auch wenn du dich mal für eine Weile von ihm fernhältst, vielleicht ein paar Wochen auf Wasser oder Tee umsteigst, der Wein wartet geduldig auf dich. Er ist bereit, wenn du es bist, und wenn du ihn brauchst, steht er zur Seite – ohne Vorwürfe, ohne Drama.

Am Ende ist es die einfache, verlässliche Beziehung, die den Wein zur besten Freundin macht. Kein Streit, kein Ärger – nur Entspannung und der Genuss eines ruhigen Moments. Ein Glas Wein, eine kleine Pause, und plötzlich fühlt sich alles ein wenig leichter an. Und das ist doch das, was jede gute Freundin ausmacht, oder?

Warum Brunch immer der perfekte Start in den Tag ist

Brunch ist mehr als nur eine Mahlzeit – es ist ein Lebensgefühl. Er beginnt nicht zu früh wie das Frühstück, bei dem du noch verschlafen über dein Müsli brütest, und nicht so spät wie das Mittagessen, das manchmal in hektische Termine eingebettet ist. Brunch ist der perfekte Kompromiss. Egal, ob mit Freunden, der Familie oder einfach allein – Brunch fühlt sich immer richtig an. Aber warum?

Zunächst einmal ist Brunch der Inbegriff von Entspannung. Es gibt keinen festen Zeitplan. Man trifft sich irgendwann zwischen zehn und zwölf, vielleicht auch später, und keiner hetzt. Im Gegensatz zum Frühstück unter der Woche, das oft zwischen Tür und Angel stattfindet, lässt man sich beim Brunch Zeit. Hier geht es nicht nur ums Essen, sondern auch um das Beisammensein, das Lachen und das Reden – und das alles ganz ohne Stress.

Was das Essen angeht, ist Brunch unschlagbar. Es ist die beste Kombination aus herzhaften und süßen Gerichten. Du kannst mit Eiern, Speck und frischem Brot anfangen und dich dann nahtlos zu Pancakes, Croissants und Obstsalat vorarbeiten. Und das Beste? Niemand schaut dich schräg an, wenn du deinen Kaffee mit einem Glas Prosecco kombinierst. Denn beim Brunch ist alles erlaubt. Diese kulinarische Freiheit, bei der Frühstück und Mittagessen verschmelzen, macht Brunch einfach unwiderstehlich.

Ein weiterer Grund, warum Brunch der perfekte Start in den Tag ist: die Stimmung. Es herrscht eine gewisse Leichtigkeit in der Luft. Kein Drängeln, kein Gehetze – jeder lässt es langsam angehen. Egal, ob du in deinem Lieblingscafé bist oder zu Hause auf der Terrasse sitzt, Brunch hat immer diese besondere Atmosphäre, die entspannt und dennoch ein wenig festlich ist. Es ist der perfekte Moment, um zu genießen und das Leben in vollen Zügen zu feiern.

Und natürlich gibt es noch einen Bonuspunkt: Brunch ist das ideale Essen, um das soziale Leben zu pflegen. Egal, wie beschäftigt die Woche war, der Brunch am Wochenende ist die Gelegenheit, sich mit Freunden oder der Familie zu treffen und stundenlang zu plaudern. Niemand hat es eilig, der Tag liegt noch vor einem, und so kann man sich in aller Ruhe über die neuesten Geschichten austauschen. Brunch ist nicht nur Nahrung für den Körper, sondern auch für die Seele.

Für mich ist Brunch der perfekte Start in den Tag, weil er alles vereint, was wichtig ist: gutes Essen, gute Gesellschaft und viel Zeit, um die kleinen Freuden des Lebens zu genießen. Es ist mehr als nur eine Mahlzeit – es ist eine Pause vom Alltag, eine kleine Auszeit, um das Leben in vollen Zügen zu genießen.

Wenn Schuhe zum Politikum werden

Es gibt ein Thema, das sich unerwartet zu einem Politikum entwickeln kann: Schuhe. Ja, richtig gelesen – Schuhe. Was als simple Entscheidung zwischen flachen und hohen Schuhen oder zwischen bequem und stylisch beginnt, kann sich schnell zu einer Grundsatzdiskussion entwickeln, die ganze Freundeskreise, Beziehungen und gelegentlich sogar Familien spaltet.

Das fängt schon beim Schuhkauf an. Du betrittst den Laden mit der festen Absicht, „nur mal zu schauen", und plötzlich stehst du vor der Frage: Kaufe ich die eleganten, aber unpraktischen High Heels oder die bequemen Sneaker, die meinen Füßen das Leben leichter machen? Eine Entscheidung, die eigentlich banal klingt, aber die viel mehr Bedeutung hat, als man anfangs denkt. Denn in dem Moment, in dem du die High Heels anziehst, setzt du ein Statement: „Ich bin bereit, für den Stil zu leiden." Ziehst du dagegen die Sneaker an, lautet die Botschaft: „Komfort ist König."

Doch die Diskussion um Schuhe endet nicht im Laden. Es geht weiter, wenn du sie trägst. In der Arbeitswelt zum Beispiel. Hohe Schuhe sind oft ein Symbol für Professionalität und Eleganz, während flache Schuhe als zu „lässig" wahrgenommen werden können – zumindest in manchen Kreisen. In meiner Vorstellung klingt das zwar albern, aber plötzlich stehe ich vor dem Spiegel und frage mich: „Sehe ich in diesen Schuhen zu bequem aus? Nehme ich mir mit flachen Schuhen die Autorität?" Die Schuhwahl wird plötzlich zu einer Entscheidung darüber, wie ich wahrgenommen werde.

Noch komplizierter wird es, wenn der Partner ins Spiel kommt. Männer scheinen oft nicht zu verstehen, warum wir Frauen so viel Aufhebens um Schuhe machen. „Du hast doch schon so viele!", lautet ein häufig gehörter Satz. Aber Männer verstehen nicht, dass nicht jeder Schuh zu jeder Situation passt. Es ist ein komplexes System aus Anlass, Stil und Stimmung, das nur wir Frauen durchschauen – ein kleines Universum, in dem der perfekte Schuh die Welt retten kann.

Und dann sind da die gesellschaftlichen Erwartungen. Auf Hochzeiten, bei Dinnerpartys oder wichtigen Veranstaltungen – überall scheint es eine inoffizielle Schuh-Diplomatie zu geben. Trägst du zu flache Schuhe, heißt es schnell: „War sie nicht richtig vorbereitet?" Trägst du zu hohe Schuhe und musst dich irgendwann aus Bequemlichkeitsgründen umziehen, kommen die mitleidigen Blicke: „Ach, sie hat's versucht, aber am Ende siegt der Schmerz."

Doch am Ende des Tages habe ich gelernt: Egal, ob ich in den bequemsten Sneakern oder den elegantesten High Heels unterwegs bin – die wahren Kämpfe führe ich auf meinen eigenen Füßen. Ob ich mich in meinen Schuhen wohlfühle, ist die einzige Frage, die wirklich zählt. Denn wenn Schuhe zum Politikum werden, geht es weniger um die anderen und mehr darum, wie ich mich in ihnen fühle.

Die Tücken des Online-Shoppings

Online-Shopping klingt wie der perfekte Traum: Einkaufen von der Couch aus, kein Gedränge in überfüllten Geschäften und alles mit einem Klick erledigt. Was kann schon schiefgehen? Nun ja, wie ich im Laufe der Zeit feststellen musste: so einiges! Denn auch wenn das virtuelle Shoppen wunderbar bequem ist, lauern in den Tiefen des Internets so manche Tücken, die einem den Traum vom stressfreien Einkauf ganz schön vermiesen können.

Zuerst einmal die Größenfrage. Du findest das perfekte Kleid, klickst es begeistert in den Warenkorb und bist überzeugt, dass es genau das Teil ist, das in deinem Kleiderschrank gefehlt hat. Doch dann kommt der schicksalhafte Moment, wenn das Paket endlich ankommt und du voller Vorfreude die Verpackung aufreißt – nur um festzustellen, dass das Kleid dir entweder viel zu groß ist oder so eng, dass du dich fragst, ob du versehentlich die Größe eines Teenagers bestellt hast. Was auf dem Bild perfekt aussieht, entpuppt sich im echten Leben oft als Katastrophe.

Dann gibt es die Farben. Online sieht alles wunderschön aus – sanfte Pastelltöne, kräftiges Rot, leuchtendes Blau. Doch sobald das Stück vor dir liegt, fragst du dich, ob die Kamera einen schlechten Tag hatte oder dein Bildschirm dich einfach nur angelogen hat. „Nude“ sieht in echt plötzlich aus wie „blasses Beige“, und das schöne „Royalblau“ erinnert mehr an das Blau eines alten Kugelschreibers. Der Frust, der sich da breitmacht, ist schwer zu beschreiben.

Ein weiteres Problem: die Versandzeiten. In der Welt des Online-Shoppings hat man oft das Gefühl, dass „sofort verfügbar“ eine andere Bedeutung hat. Du klickst auf „Jetzt bestellen“ in der Hoffnung, dein neues Lieblingsteil ist in zwei Tagen da. Doch stattdessen heißt es nach ein paar Tagen: „Die Lieferung verzögert sich.“ Und so wartest du. Und wartest. Und irgendwann, wenn du fast vergessen hast, dass du überhaupt etwas bestellt hast, kommt es dann – natürlich an einem Tag, an dem du nicht zu Hause bist, und du musst es bei der Post abholen.

Dann gibt es die Rücksendungen. Oh, wie sie mein Leben komplizieren. Wenn der Artikel nicht passt oder einfach nicht so aussieht wie erhofft, bleibt einem nichts anderes übrig, als ihn zurückzuschicken. Klingt einfach? Nicht immer! Wer hat noch nicht die Lust verloren, wenn er versucht, die Originalverpackung wieder so zusammenzufalten, dass alles wieder in den Karton passt? Dann muss das Rücksendeetikett ausgedruckt werden – und natürlich ist der Drucker kaputt oder die Tinte leer.

Und natürlich gibt es noch den schlimmsten Albtraum: das falsche Produkt. Du bestellst ein Paar Schuhe, und stattdessen kommt eine Sonnenbrille. Du klickst „Kauf bestätigen“ und merkst erst, dass du versehentlich zwei statt einer Flasche Wein bestellt hast, und der Lieferant ruft dich an, um zu fragen, ob du wirklich 12 statt der geplanten 6 Stühle bestellt hast. Das Online-Shopping-Paradies hat seine Schattenseiten.

Am Ende bleibt die Frage: Warum mache ich das immer wieder? Die Antwort ist einfach: Weil es bequem ist. Trotz aller Tücken kann nichts den Moment ersetzen, wenn das eine perfekte Teil ankommt und tatsächlich so aussieht, wie du es dir vorgestellt hast. Dieser Moment der Freude macht all die Frustrationen wieder wett – zumindest bis zur nächsten Bestellung.

Der Traum vom Tiny House – Ist das was für mich?

In letzter Zeit höre ich immer mehr von dieser Idee des „Tiny House"-Lebensstils. Klein, kompakt, minimalistisch – es klingt fast verlockend. Alles, was man braucht, auf wenigen Quadratmetern, keine unnötigen Dinge, nur das Wesentliche. Der Traum vom Tiny House scheint das Versprechen eines einfachen, stressfreien Lebens zu sein. Aber je mehr ich darüber nachdenke, desto öfter frage ich mich: Ist das wirklich etwas für mich?

Zuerst einmal die Vorstellung, mit so wenig Platz auszukommen. Minimalismus klingt in der Theorie wunderbar, aber wenn ich mich in meiner Wohnung umschaue, werde ich doch ein bisschen nervös. Wohin soll ich all die Dinge tun, die ich im Laufe der Jahre angesammelt habe? Bücher, die ich vielleicht nie wieder lese, aber irgendwie nicht loslassen kann. Die viel zu vielen Kissen auf meiner Couch. Und was ist mit den Schuhen? Der Gedanke, mich von einem Großteil meiner Besitztümer trennen zu müssen, fühlt sich an wie eine kleine Panikattacke. Kann ich wirklich so minimalistisch leben?

Ein weiterer Punkt: der Platz. Tiny Houses sind... na ja, tiny. Sie sind clever gestaltet, keine Frage, aber ich stelle mir vor, wie ich versuche, mich in meiner kleinen Küche zu bewegen, während ich koche, oder in einem winzigen Bad, das gerade genug Platz für eine Person bietet. Ganz zu schweigen von den Stauraummöglichkeiten. Wo sollen all meine „vielleicht brauche ich das noch"-Dinge hin? Was, wenn ich doch mal ein Kleidungsstück für einen besonderen Anlass brauche, das nicht mehr in meinen miniaturisierten Kleiderschrank passt?

Dann gibt es da noch das Thema Bewegung. Ein Tiny House bietet keinen Raum für die kleinen Extrarunden, die man vielleicht mal beim Aufräumen oder einfach beim ziellosen Herumlaufen in der Wohnung dreht. Alles ist in greifbarer Nähe. Praktisch? Ja. Aber würde ich mich eingeengt fühlen? Wahrscheinlich. Und was ist mit Besuch? Der Gedanke, jemanden in ein so kleines Haus einzuladen, lässt mich nervös werden. Eine Dinnerparty in einem Tiny House? Da müssten meine Gäste wohl auf dem Bett sitzen.

Trotz all dieser Zweifel hat das Tiny House aber auch etwas Beruhigendes. Der Gedanke, in der Natur zu leben, sich nur auf das Wesentliche zu konzentrieren und weniger Kram um sich herum zu haben, hat seinen Reiz. Es ist ein Lebensstil, der einen dazu zwingt, sich auf das zu besinnen, was wirklich wichtig ist. Vielleicht wäre es eine befreiende Erfahrung, sich von all dem Ballast zu trennen und die Dinge einfacher zu gestalten.

Aber am Ende bleibt die Frage: Kann ich das wirklich? Oder würde ich mich in einem Tiny House irgendwann wie eine Sardine in einer Dose fühlen? Der Traum vom Tiny House ist schön, aber vielleicht bleibe ich lieber bei meinem gemütlichen Zuhause – mit all dem Platz für meine geliebten unnötigen Dinge.

Warum der Kühlschrank immer leer ist

Es gibt ein Phänomen in meinem Haushalt, das ich einfach nicht erklären kann: Mein Kühlschrank ist immer leer. Egal, wie oft ich einkaufen gehe, egal, wie viele Listen ich schreibe und egal, wie sehr ich mich bemühe, es passiert immer wieder. Kaum habe ich eine riesige Einkaufstour hinter mir, stehe ich ein paar Tage später wieder vor einem gähnend leeren Kühlschrank und frage mich: „Wie konnte das so schnell passieren?"

Der erste Verdacht fällt natürlich auf mich selbst. Vielleicht habe ich es einfach nicht drauf, richtig zu planen? Doch wenn ich ehrlich bin, fühlt es sich fast an wie Magie. Ich fülle den Kühlschrank regelmäßig mit den besten Absichten – frisches Gemüse, Joghurt, Käse, alles, was man für die Woche braucht. Aber nach ein paar Tagen ist das Gemüse welk, der Joghurt weg und vom Käse ist nur noch ein kleines Stück übrig, das sich einsam in der hintersten Ecke versteckt. Es ist, als würde der Kühlschrank die Lebensmittel einfach verschlucken.

Dann gibt es natürlich die spontanen Gelüste. Am Montag dachte ich noch, dass ich die Woche über gesunde Salate essen würde. Doch wenn der Donnerstag kommt, fühlt sich Pizza einfach richtiger an. Plötzlich bleiben die gesunden Einkäufe unangetastet, während ich etwas ganz anderes bestelle – was die ursprünglichen Einkäufe überflüssig macht. Und dann, wenn ich doch mal einen Salat zubereiten will, merke ich: Die Zutaten sind entweder verschwunden oder längst nicht mehr frisch. Und schwupps, ist der Kühlschrank wieder leer.

Ein weiteres Mysterium sind die Snacks. Die Snacks, die ich kaufe, sollen eigentlich für Notfälle sein – kleine, schnelle Häppchen, die man zwischendurch essen kann, ohne gleich eine ganze Mahlzeit zuzubereiten. Doch was passiert? Innerhalb von zwei Tagen sind alle Snacks wie von Geisterhand verschwunden. Irgendwann zwischen der Arbeit und dem Feierabend scheine ich sie einfach aufzuessen, ohne es wirklich zu merken. Und so stehe ich wieder vor einem leeren Kühlschrank und denke: „Was habe ich nur mit all diesen Snacks gemacht?"

Und dann gibt es die Besuche von Freunden oder Familie, die spontan vorbeikommen und helfen, den Kühlschrank noch schneller zu leeren. Natürlich will ich immer der perfekte Gastgeber sein und biete alles an, was der Kühlschrank hergibt. Doch kaum ist der Besuch gegangen, bleibt nichts mehr übrig, und ich frage mich, ob ich nicht einfach Vorräte für solche Situationen bunkern sollte.

Das Ergebnis ist, dass ich ständig einkaufen gehe – und trotzdem nie genug habe. Egal, wie gut ich plane, der Kühlschrank scheint immer ein Eigenleben zu führen. Und obwohl ich mich manchmal darüber ärgere, gibt es auch einen Trost: Ein leerer Kühlschrank bedeutet, dass man wieder von vorne anfangen kann. Vielleicht klappt es ja beim nächsten Mal besser – zumindest bis die Snacks wieder verschwinden.

Die Qual der Wahl – Schuhe oder Handtasche?

Es gibt eine Entscheidung, die mich jedes Mal aufs Neue in einen inneren Konflikt stürzt: Schuhe oder Handtasche? Egal, ob ich durch die Geschäfte schlendere oder gemütlich online shoppe – irgendwann stehe ich vor dieser alles entscheidenden Frage. Natürlich könnte ich beide kaufen, aber das wäre weder für meinen Geldbeutel noch für meinen ohnehin überfüllten Kleiderschrank die klügste Entscheidung. Also: Wie wählt man zwischen zwei unverzichtbaren Mode-Ikonen?

Schuhe sind natürlich immer eine Versuchung. Sie können ein Outfit komplett verändern. Die richtigen Schuhe machen aus einem schlichten Kleid ein echtes Statement. Ob hohe Absätze, coole Sneakers oder bequeme Ballerinas – Schuhe haben die Macht, dich selbstbewusster zu machen, größer wirken zu lassen oder einfach ein wenig Glamour in deinen Alltag zu bringen. Und dann ist da dieses Kribbeln, wenn du ein neues Paar Schuhe anprobierst und es perfekt sitzt. Plötzlich scheint die Welt ein bisschen besser zu sein, und du fühlst dich, als würdest du auf Wolken laufen – oder in Stilettos schweben.

Aber dann gibt es die Handtaschen. Eine gute Handtasche ist nicht nur ein Accessoire, sondern ein treuer Begleiter, der dich durch den Alltag trägt. Sie verstaut alles, was du brauchst – von Lippenstift über Smartphone bis hin zum Notizbuch, das du vielleicht irgendwann mal benutzen wirst. Eine Handtasche ist funktional und modisch zugleich. Sie kann dich von einem hektischen Tag im Büro bis zu einem schicken Abendessen begleiten. Und, ehrlich gesagt, gibt es dieses unbeschreibliche Gefühl von Luxus, wenn du eine Handtasche über die Schulter wirfst, die einfach perfekt zu dir passt.

Doch hier liegt die Qual der Wahl: Die richtigen Schuhe können dich durch den Tag tragen, aber eine Handtasche? Sie trägt dein Leben. Beide sind wichtig, und beide haben ihre Berechtigung. Die Entscheidung hängt oft davon ab, worauf ich gerade mehr Lust habe. Brauche ich etwas, das mein Outfit hebt und mir Selbstbewusstsein verleiht? Dann sind die Schuhe die erste Wahl. Oder suche ich nach einem Accessoire, das mich jeden Tag begleitet und gleichzeitig alle meine Habseligkeiten stilvoll unterbringt? Dann gewinnt die Handtasche.

Trotzdem bleibt es ein ewiger Kreislauf. Wenn ich mich für die Schuhe entscheide, denke ich später: „Vielleicht hätte ich doch die Handtasche nehmen sollen.“ Und wähle ich die Handtasche, wandern meine Gedanken irgendwann zu den wunderschönen Schuhen, die ich zurückgelassen habe. Es ist ein Dilemma, das wohl nie gelöst wird.

Am Ende des Tages weiß ich aber, dass ich mit beiden glücklich sein könnte. Schuhe oder Handtasche – egal, was ich wähle, es wird immer ein Gewinn sein. Und seien wir ehrlich: Manchmal findet sich doch noch eine Ausrede, beide zu kaufen. Denn schließlich kann man nie genug Schuhe oder Handtaschen haben, oder?

Müdigkeit – mein ständiger Begleiter

Es gibt eine Konstante in meinem Leben, die mich Tag für Tag begleitet, egal wie viel oder wie wenig ich schlafe: Müdigkeit. Sie ist immer da, wie ein stiller Schatten, der mich durch den Alltag verfolgt. Ob ich sieben, acht oder gar neun Stunden schlafe – am nächsten Morgen fühlt es sich oft an, als wäre die Nacht viel zu kurz gewesen. Aber woher kommt diese unaufhörliche Müdigkeit, und warum scheint sie mich so fest im Griff zu haben?

Es beginnt schon morgens. Der Wecker klingelt, und mein erster Gedanke ist nicht: „Oh, ein neuer Tag!", sondern eher: „Wie lange muss ich noch, bis ich wieder ins Bett kann?" Egal, wie früh oder spät ich schlafen gehe, das Aufstehen fühlt sich immer an, als würde ich einen Berg besteigen. Mit einem tiefen Seufzen quäle ich mich aus dem Bett, um den Tag zu beginnen – doch die Müdigkeit bleibt. Selbst nach einer großen Tasse Kaffee fühle ich mich nicht wirklich wach, sondern eher wie eine Maschine, die auf Autopilot läuft.

Dann kommt der unvermeidliche Punkt am Tag, an dem die Müdigkeit zuschlägt – meistens am frühen Nachmittag. Da sitzt man am Schreibtisch, hat gerade das Mittagessen hinter sich und plötzlich fühlt es sich an, als würde die Schwerkraft verdoppelt. Die Augenlider werden schwer, die Konzentration sinkt, und alles in mir schreit nach einem kurzen Nickerchen. Aber stattdessen geht der Arbeitstag weiter, während ich heimlich davon träume, mich irgendwo auf einem weichen Sofa zusammenzurollen.

Natürlich kommt auch der Gedanke: „Vielleicht sollte ich mehr Sport machen." Sport soll ja angeblich die Energie steigern und Müdigkeit vertreiben. Aber wer hat die Energie, Sport zu machen, wenn man bereits müde ist? Der Gedanke, mich nach einem langen Arbeitstag noch in meine Sportsachen zu werfen, erscheint mir oft so anstrengend, dass ich stattdessen lieber noch einen Kaffee trinke – was die Müdigkeit kurzzeitig vertreibt, aber am nächsten Tag nur umso schlimmer zurückkommt.

Es gibt auch die Theorie, dass ich zu viel Stress habe. Stress kann müde machen, das ist klar. Aber wer hat heutzutage keinen Stress? Ich meine, das Leben besteht aus Terminen, Verpflichtungen, endlosen To-do-Listen und dem Versuch, irgendwie alles unter einen Hut zu bringen. Vielleicht ist die Müdigkeit einfach ein stiller Protest meines Körpers, der mir sagt: „Es reicht, du brauchst eine Pause." Aber wie soll man eine Pause machen, wenn der Alltag dich ständig fordert?

Am Abend, wenn ich dann endlich auf der Couch liege, scheint die Müdigkeit ihren Höhepunkt zu erreichen. Und doch passiert etwas Seltsames: Sobald ich ins Bett gehe, bin ich plötzlich hellwach. Die Gedanken schwirren durch meinen Kopf, die To-do-Liste für den nächsten Tag wird mental durchgegangen, und die Müdigkeit, die mich den ganzen Tag begleitet hat, ist wie weggeblasen. Es ist ein nie endender Kreislauf.
Also, ja, Müdigkeit ist mein ständiger Begleiter. Aber irgendwie habe ich gelernt, mit ihr zu leben. Vielleicht gehört sie einfach zum Erwachsenenleben dazu, wie Rechnungen und die ewige Frage: „Was koche ich heute Abend?" Müdigkeit – wir haben uns arrangiert.

Die Sache mit dem Staubsauger – Kampf oder Kapitulation?

Es gibt wenige Haushaltsgeräte, die eine derart ambivalente Beziehung hervorrufen wie der Staubsauger. Auf der einen Seite weiß ich, dass ich ihn brauche, um mein Zuhause sauber zu halten. Auf der anderen Seite ist er der Inbegriff des alltäglichen Kampfes gegen das Chaos. Und jedes Mal, wenn ich ihn aus der Ecke ziehe, frage ich mich: Kampf oder Kapitulation?

Der Staubsauger und ich, wir sind nicht gerade die besten Freunde. Es fängt schon damit an, dass er nie so leicht aus dem Schrank zu holen ist, wie er sein sollte. Irgendwie schafft er es immer, sich mit den Kabeln anderer Geräte zu verheddern, oder er klemmt fest, und ich muss erst einmal ein kleines Fitnessprogramm absolvieren, um ihn in Gang zu bringen. Und das Kabel – ach, das Kabel! Es scheint immer zu kurz zu sein, egal, wie viele Steckdosen ich in meiner Wohnung habe. Gerade, wenn ich in den Flow komme und endlich die Ecken erreiche, in denen sich Staubhasen verschanzt haben, zack, zieht das Kabel zurück und reißt mich aus meiner Putz-Euphorie.

Dann ist da noch das Gewicht. Mein Staubsauger scheint sich jedes Mal schwerer anzufühlen, je länger ich ihn benutze. In den ersten Minuten denke ich noch: „Das schaffe ich! Heute wird alles blitzblank!“ Aber schon nach kurzer Zeit fühle ich mich, als würde ich einen Anker durch die Wohnung ziehen. Besonders fies wird es, wenn ich versuche, die Treppenstufen oder enge Ecken zu erreichen. Der Staubsauger bleibt dann gerne mal stecken, und ich fluche leise vor mich hin, während ich versuche, ihn um Möbelstücke zu manövrieren.

Und dann ist da der Lärm. Selbst wenn der Staubsauger seine Arbeit ordentlich verrichtet, scheint er mit einer Lautstärke zu arbeiten, die einem startenden Flugzeug Konkurrenz machen könnte. Während ich versuche, konzentriert den Boden zu reinigen, wird jeder Gedanke von dem dröhnenden Geräusch übertönt. Gespräche oder Musik hören? Vergiss es! Der Staubsauger hat die Bühne übernommen.

Doch der eigentliche Moment der Kapitulation kommt, wenn ich nach all dem Kämpfen und Schieben feststelle, dass ich eine Stelle übersehen habe – natürlich genau die, die ich am dringendsten saugen wollte. Dann kommt die Entscheidung: Noch einmal von vorne beginnen? Oder einfach aufgeben und es beim nächsten Mal besser machen? Meistens gewinnt die Kapitulation. „Das reicht für heute“, sage ich mir, während ich den Staubsauger zurück in die Ecke stelle und mich auf die Couch werfe.

Aber eines muss ich zugeben: So nervig der Staubsauger auch sein mag, er sorgt am Ende doch dafür, dass mein Zuhause sauber ist. Und jedes Mal, wenn ich auf den frisch gesaugten Boden blicke, weiß ich, dass sich der Kampf gelohnt hat – zumindest bis zum nächsten Mal.

Ich brauche Urlaub! – Der Weg zur Erholung

Es gibt diesen Moment, in dem dir klar wird: Ich brauche Urlaub! Kein „vielleicht bald“ oder „es wäre nett“, sondern ein klares, dringendes Bedürfnis nach Erholung. Der Alltag hat dich verschlungen, die To-do-Listen scheinen endlos, und jeder Tag fühlt sich an, als ob er zu kurz wäre, um alles zu schaffen. Der Gedanke, einfach mal den Stecker zu ziehen und für ein paar Tage alles hinter sich zu lassen, wird plötzlich unwiderstehlich. Aber der Weg zur Erholung ist oft gar nicht so einfach, wie man denkt.

Zuerst einmal der organisatorische Wahnsinn, bevor man überhaupt ans Kofferpacken denken kann. Du weißt, dass du eine Pause brauchst, aber bevor du diese Pause bekommst, scheint sich das Chaos nur noch zu verdoppeln. Plötzlich tauchen hundert Aufgaben auf, die „dringend“ erledigt werden müssen, bevor du wegfahren kannst. Und das Beste: Jeder in deinem Umfeld scheint zu spüren, dass du bald Urlaub hast und bombardiert dich mit Anfragen, die genau jetzt noch bearbeitet werden müssen. Statt Entspannung zu planen, fühlst du dich, als würdest du einen Marathon laufen.

Dann kommt die Frage: Wohin soll es gehen? Der Traum vom perfekten Urlaub wechselt zwischen dem Bild von einer entspannten Strandliege und aufregenden Städtereisen. Doch die Entscheidung fällt nicht leicht. Will ich wirklich faul am Strand liegen, oder brauche ich Abwechslung, neue Eindrücke und Abenteuer? Plötzlich wird das Planen des Urlaubs selbst zu einer stressigen Angelegenheit. Flug suchen, Unterkunft buchen, Koffer packen – schon allein der Gedanke daran kann einen ins Schwitzen bringen.

Und dann der Koffer! Das Kofferpacken sollte eigentlich Routine sein, doch jedes Mal frage ich mich, warum ich so viele Dinge mitnehmen möchte, die ich am Ende sowieso nicht brauche. „Nur für den Fall“ landen zehn verschiedene Outfits und fünf Paar Schuhe im Koffer, obwohl ich insgeheim weiß, dass ich den halben Urlaub in denselben bequemen Sandalen verbringen werde. Die Liste der Dinge, die ich auf keinen Fall vergessen darf, wächst ins Unermessliche, und am Ende bleibt doch das ungute Gefühl, irgendetwas Wichtiges übersehen zu haben.

Doch sobald du endlich am Urlaubsort angekommen bist, löst sich all dieser Stress langsam auf. Der Moment, in dem du die frische Luft einatmest, den ersten Blick auf das Meer, die Berge oder die Stadt wirfst, ist der Moment, in dem du weißt: Es hat sich gelohnt. Die To-do-Listen sind weit weg, die E-Mails bleiben unbeantwortet, und plötzlich fühlt sich das Leben leichter an. Endlich ist sie da, die ersehnte Erholung.

Urlaub ist nicht nur eine Auszeit vom Alltag – es ist ein Reset-Knopf für Körper und Geist. Egal, wie stressig die Vorbereitung war, am Ende zählt nur die Zeit, die du für dich hast. Und auch wenn der Weg zur Erholung steinig sein mag, die Belohnung ist es immer wert.

Warum Sport immer noch kein Vergnügen ist

Es gibt diese Menschen, die vom Sport schwärmen. Sie sprechen davon, wie gut sie sich danach fühlen, wie viel Energie sie haben und wie es ihr Leben verändert hat. Nun, ich bewundere diese Menschen – wirklich. Doch für mich bleibt Sport, trotz all meiner Versuche, immer noch kein Vergnügen. Egal, wie oft ich mir vornehme, dass ich es dieses Mal durchziehe, das Glücksgefühl nach dem Workout will sich einfach nicht einstellen. Warum also fühlt sich Sport für mich immer noch eher wie eine Pflichtaufgabe an als eine spaßige Freizeitbeschäftigung?

Zuerst einmal der ewige Kampf, sich überhaupt aufzuraffen. Schon allein der Gedanke, die gemütlichen Hausschuhe gegen Sportschuhe zu tauschen, kostet mich mehr Überwindung, als ich zugeben möchte. Während andere anscheinend morgens um sechs aus dem Bett springen, um joggen zu gehen, kämpfe ich damit, überhaupt aufzustehen – geschweige denn, mich freiwillig in Bewegung zu setzen. Der Gedanke „Nur noch fünf Minuten auf der Couch“ ist oft viel stärker als der innere Schweinehund, der mich in Richtung Fitnessstudio treiben will.

Selbst wenn ich es mal schaffe, mich zum Sport zu motivieren, bleibt der Spaß oft aus. Joggen? Da konzentriere ich mich mehr darauf, zu überleben, als die Natur zu genießen. Nach fünf Minuten schnaufe ich, als wäre ich einen Marathon gelaufen, und frage mich, ob das jetzt wirklich so gesund ist. Im Fitnessstudio komme ich mir zwischen all den motivierten, durchtrainierten Menschen immer ein bisschen verloren vor. Während sie mühelos Gewichte stemmen oder auf dem Laufband sprinten, kämpfe ich mit den einfachsten Übungen und hoffe, dass niemand sieht, wie ich innerlich aufgebe.

Und dann gibt es diese berüchtigten „Endorphine“, von denen alle sprechen. Angeblich soll man sich nach dem Sport wunderbar fühlen, voller Energie und Glücksgefühle. Ich? Fühle mich nach dem Sport vor allem müde und frage mich, wie ich es geschafft habe, mich überhaupt so lange zu quälen. Wo bleibt dieses angebliche Hochgefühl, von dem alle erzählen? Bei mir scheint es entweder nie anzukommen oder sich gut zu verstecken.

Natürlich verstehe ich den rationalen Teil: Sport ist wichtig, gesund, und langfristig würde es mir helfen, fitter und vielleicht sogar glücklicher zu sein. Aber wenn der kurzfristige Effekt jedes Mal nur aus Muskelkater und Erschöpfung besteht, fällt es schwer, an den langfristigen Nutzen zu glauben. Jedes Mal, wenn ich mich aufraffe, hoffe ich, dass dieses Mal der Funke überspringt. Doch meistens bleibe ich enttäuscht zurück, mit dem festen Entschluss: „Nächstes Mal wird es besser.“

Vielleicht liegt es daran, dass ich den richtigen Sport für mich noch nicht gefunden habe, oder vielleicht ist es einfach so, dass ich eine andere Art von Mensch bin. Sport und ich – wir werden wohl nie beste Freunde sein. Aber das ist okay. Vielleicht ist es ein Kampf, den ich nicht gewinnen muss. Schließlich gibt es auch andere Wege, das Leben zu genießen – ohne Schweiß und Schmerzen.

Freunde über 40: WhatsApp ist mein bester Freund

Freunde über 40 zu haben ist eine besondere Erfahrung. Es ist nicht mehr so wie früher, als man sich spontan abends auf ein Bier treffen konnte oder jeden freien Moment zusammen verbrachte. Nein, über 40 läuft das alles anders. Hier kommt WhatsApp ins Spiel – mein treuer Begleiter im Dschungel der erwachsenen Freundschaften. Denn, mal ehrlich, WhatsApp ist mittlerweile mein bester Freund, wenn es darum geht, den Kontakt zu halten.

Die Realität ist nämlich: Wir haben alle unser eigenes Leben. Familien, Jobs, Verpflichtungen – die Zeit für spontane Treffen wird immer knapper. Anstatt also wie früher zum Hörer zu greifen oder direkt vor der Tür zu stehen, tippen wir uns durch den Alltag. „Wie geht's?“, „Wann treffen wir uns mal wieder?“, und natürlich die endlosen „Lass uns mal ein Wochenende ausmachen“-Nachrichten, die dann doch wieder in der Versenkung verschwinden. Aber hey, der Gedanke zählt, oder?

WhatsApp ist wie der Kitt, der unsere Freundschaften zusammenhält. Wir schicken uns lustige GIFs, tauschen schnelle Sprachnachrichten aus, wenn die Zeit für ein Telefonat fehlt, und teilen Fotos von unserem Leben – sei es das neueste Abendessen oder ein lustiger Moment mit den Kindern. Es ist, als hätten wir ein Fenster in das Leben unserer Freunde, auch wenn wir uns selten sehen. Man bleibt auf dem Laufenden, ohne die Hektik des „echten“ Treffens.

Dann gibt es die Gruppenchats. Eine Mischung aus Chaos und Liebe, die dich an die guten alten Zeiten erinnert, als man noch regelmäßig gemeinsam unterwegs war. „Wer hat Lust auf Brunch?“ – und dann wird wochenlang hin- und hergeschrieben, bis endlich ein Termin gefunden wird, der allen passt. Das Treffen selbst? Oft wird es dann doch wieder verschoben. Aber der Chat bleibt lebendig, und man hat zumindest das Gefühl, Teil eines gemeinsamen Erlebnisses zu sein – auch wenn es nur digital stattfindet.

Die Sprachnachrichten sind ebenfalls ein Segen. Wer hat schon Zeit, eine halbe Stunde zu telefonieren? Aber schnell mal eben fünf Minuten über den Tag quatschen – das geht immer. So bleibt man verbunden, auch wenn es nur im Vorbeigehen ist. Es gibt Freundinnen, deren Stimme ich häufiger über WhatsApp höre als in einem echten Gespräch, und das ist okay. Wir passen uns eben den Gegebenheiten an.

Natürlich hat WhatsApp seine Grenzen. Manchmal vermisst man die echten Treffen, das Lachen, die Umarmungen. Aber für den Alltag, der uns alle fest im Griff hat, ist es ein Segen. Es macht es möglich, den Kontakt zu halten, ohne dass man das Gefühl hat, sich aus den Augen zu verlieren. So bleibt die Freundschaft lebendig, auch wenn sie sich verändert hat.

Also ja, über 40 ist WhatsApp mein bester Freund. Es hilft mir, meine Freundschaften aufrechtzuerhalten, auch wenn das Leben uns immer wieder in verschiedene Richtungen zieht. Und am Ende zählt doch: Hauptsache, wir bleiben verbunden – egal wie.

Warum ich ständig mein Handy suche

Es gibt ein Mysterium in meinem Leben, das ich einfach nicht lösen kann: Warum verliere ich ständig mein Handy? Egal, ob ich gerade zu Hause bin, im Auto sitze oder bei der Arbeit – mein Handy scheint sich in regelmäßigen Abständen in Luft aufzulösen. Ich könnte schwören, dass ich es gerade noch in der Hand hatte, aber im nächsten Moment ist es spurlos verschwunden. Wie ist das möglich?

Das Drama beginnt meistens so: Ich lege das Handy kurz beiseite, um mich auf etwas anderes zu konzentrieren – sei es, um einen Kaffee zu machen oder eine Einkaufstasche aus dem Auto zu holen. Dann kehre ich zurück, und das Handy ist weg. Erst suche ich es halbherzig – in meiner Tasche, auf dem Tisch, vielleicht im Mantel. Aber nach ein paar Minuten beginnt die Panik. „Wo ist es nur?“, frage ich mich, während ich hektisch durch die Wohnung renne, als wäre ich auf einer Schnitzeljagd.

Natürlich ist die Lösung oft einfacher, als ich es mir ausmale. Das Handy liegt meistens irgendwo in meiner unmittelbaren Umgebung. Es versteckt sich gerne unter einem Kissen, im Kühlschrank (ja, das ist tatsächlich passiert) oder in der Jackentasche, die ich schon zweimal durchsucht habe. Es ist fast so, als ob das Handy ein Eigenleben führt und sich aus Spaß immer wieder neue Verstecke sucht, um mir den Alltag ein wenig spannender zu gestalten.

Manchmal ertappe ich mich dabei, wie ich das Handy benutze, während ich es gleichzeitig suche. Der Klassiker: Ich halte es in der Hand oder spreche sogar mit jemandem und denke währenddessen, ich hätte es verloren. Diese Momente, in denen du wie ein aufgescheuchtes Huhn durch die Gegend rennst, nur um dann festzustellen, dass das Handy die ganze Zeit in deiner Hosentasche steckte – sie sind peinlich und machen mich jedes Mal aufs Neue sprachlos.

Und dann gibt es diese Situation, in der du dein Handy rufst – mit einem anderen Telefon oder der Smartwatch. Du hoffst auf das vertraute Klingeln, das dir verrät, wo sich dein treuer Begleiter versteckt hat. Aber was passiert stattdessen? Stille. Denn natürlich hast du das Handy mal wieder auf lautlos gestellt. Ein weiterer Sieg des Handys im ewigen Versteckspiel.

Doch die Wahrheit ist: Ich brauche mein Handy so oft, dass ich es ständig irgendwo hinlege, ohne groß darüber nachzudenken. Es ist mein ständiger Begleiter – für Nachrichten, Termine, Erinnerungen und natürlich als Kamera. Kein Wunder also, dass ich es immer wieder verlege. Aber irgendwie gehören diese kleinen Panikmomente mittlerweile zum Alltag dazu, als wären sie Teil eines Spiels, das ich mit meinem Handy spiele. Ich verliere, und das Handy gewinnt – bis ich es endlich wiederfinde.

Am Ende des Tages weiß ich, dass es nicht besser wird. Ich werde weiter mein Handy suchen und es immer wieder an den absurdesten Orten finden. Aber eines ist sicher: Es hält den Alltag spannend.

Der Versuch, die perfekte Diät zu finden

Es gibt eine Mission, die ich schon unzählige Male begonnen habe, aber die immer wieder im Chaos endet: die Suche nach der perfekten Diät. Jedes Jahr starte ich mit den besten Absichten, bereit, endlich den einen Ernährungsplan zu finden, der mich fit, gesund und voller Energie macht. Doch, wie ich feststellen musste, ist die Welt der Diäten ein einziges Labyrinth aus Versprechen, Verboten und oft mehr Fragen als Antworten.

Zuerst gibt es diese schiere Menge an Diäten. Low Carb, Keto, Paleo, Intervallfasten – die Liste scheint endlos. Jede Diät hat ihre Anhänger, die schwören, dass sie DIE Lösung für alle Probleme sei. „Du musst nur die Kohlenhydrate weglassen", sagen die einen. „Nein, Fett ist der wahre Feind", behaupten die anderen. Es ist fast so, als müsste ich mich für eine Art religiöse Ernährungsgemeinschaft entscheiden, und wenn ich nicht genau den Regeln folge, scheitert das Ganze sofort.

Also starte ich mit der ersten Diät – meist Low Carb, weil das immer so einfach klingt. Doch schon nach drei Tagen träume ich von Brot. Nicht von Pizza oder Kuchen, sondern einfach von einem normalen Butterbrot. Während ich mich tapfer durch ein Frühstück aus Eiern und Avocado kämpfe, frage ich mich, ob diese Diät wirklich so nachhaltig sein kann, wenn ich schon am dritten Tag verzweifle. Dann folgt die unvermeidliche Rückkehr zu den Kohlenhydraten, und die Schuldgefühle setzen ein.

Vielleicht ist Intervallfasten die Lösung, denke ich mir. Weniger essen, aber das nur zu bestimmten Zeiten – das klingt machbar. Doch dann stellt sich heraus, dass mein Magen genau in den Stunden knurrt, in denen ich eigentlich nichts essen darf. Der halbe Vormittag vergeht im Kampf gegen den Drang, die Kekspackung zu öffnen, und am Abend frage ich mich, ob ich wirklich so hungrig bin oder ob mein Gehirn einfach nicht damit klarkommt, dass die Küche offiziell geschlossen ist.

Dann wären da noch die „supergesunden" Diäten wie Paleo oder Veganismus, die ich mir auch schon angesehen habe. Der Gedanke, auf alles zu verzichten, was nicht in die „natürliche" Ernährung passt, hat etwas Verlockendes. Doch spätestens, wenn ich auf das Käse-Regal im Supermarkt blicke oder den Duft von frisch gebratenem Speck in der Nase habe, merke ich, dass ich für diese Diäten nicht stark genug bin. Ich will nicht diejenige sein, die bei jedem Essen erklären muss, warum sie auf die Hälfte der Speisekarte verzichten muss.

Am Ende läuft es immer gleich ab: Ich gebe die strikten Regeln der Diät auf und kehre zurück zu einem Mix aus allem – ein bisschen weniger Zucker hier, ein paar mehr Salate da. Die perfekte Diät? Vielleicht gibt es sie einfach nicht. Vielleicht ist das Geheimnis, ein Gleichgewicht zu finden, das sich gut anfühlt und mich nicht in den Wahnsinn treibt. Aber bis dahin werde ich wohl noch einige Diäten ausprobieren – und mich hin und wieder über die verpassten Butterbrote ärgern.

Wieso ist der Kleiderschrank immer zu voll?

Es gibt ein Rätsel in meinem Leben, das sich nicht lösen lässt: Warum ist mein Kleiderschrank immer zu voll? Egal, wie oft ich ausmiste, wie viele Klamotten ich weggebe oder wie fest ich mir vornehme, nicht mehr so viel zu kaufen – der Schrank platzt jedes Mal aufs Neue aus allen Nähten. Es scheint, als ob die Kleidungsstücke sich über Nacht vermehren oder sich heimlich wieder einschleichen, nachdem ich sie gerade erst aussortiert habe.

Es beginnt jedes Mal gleich: Ich stehe vor meinem überquellenden Kleiderschrank, ziehe ein paar T-Shirts und Hosen heraus, die ich seit Jahren nicht mehr getragen habe, und beschließe, sie endgültig wegzugeben. „Jetzt wird alles übersichtlicher", denke ich mir. Doch kaum ist die Schranktür geschlossen, füllt sich der Platz wie von Zauberhand wieder auf. Es ist fast so, als hätte der Schrank eine magische Fähigkeit, Dinge zurückzuholen, die ich längst loswerden wollte.

Das Problem ist auch, dass ich mich von vielen Sachen einfach nicht trennen kann. Es gibt da dieses eine Kleid, das ich seit Jahren nicht mehr getragen habe, aber vielleicht brauche ich es ja noch für eine besondere Gelegenheit? Oder die Jeans, die nicht mehr ganz passt, aber vielleicht irgendwann wieder passen wird. Jeder Kleiderschrank hat diese „Was wäre, wenn?"-Teile – Kleidung, die man aus nostalgischen Gründen aufhebt oder für den Fall, dass sich das Leben plötzlich in Richtung einer Hollywood-Gala bewegt. Die Realität? Diese Teile nehmen nur wertvollen Platz weg, doch loslassen ist schwer.

Und dann ist da noch der ständige Strom an neuen Sachen. Jedes Mal, wenn ich denke, dass ich mich endlich organisiert habe, sehe ich irgendwo ein schönes Oberteil im Sale, das ich unbedingt brauche. Oder ich finde im hinteren Teil des Schrankes ein vergessenes Stück, das mich daran erinnert, wie toll es war – und plötzlich landen wieder neue Kleidungsstücke in meinem Schrank, ohne dass ich wirklich Platz dafür habe.

Die Schrankorganisation selbst wird dann zu einer Art Tetris-Spiel. Man stapelt, schiebt und quetscht, versucht, jedes kleine Fach optimal auszunutzen, bis man irgendwann merkt, dass das System nicht mehr funktioniert. Der Moment, in dem ich eine Bluse herausziehe und dabei einen halben Stapel mitreiße, ist der Moment, in dem ich weiß: Es ist wieder Zeit zum Ausmisten. Doch so oft ich es auch tue, das Ergebnis bleibt gleich – der Kleiderschrank ist immer zu voll.

Vielleicht liegt es auch daran, dass Mode für mich eine Art Selbstfindung ist. Jeder neue Trend, jedes schicke Teil ist eine kleine Investition in die Person, die ich sein könnte. Der Schrank wird zum Spiegel meiner Stimmung und meiner Träume, und manchmal ist es schwer, all diese Möglichkeiten loszulassen. Also bleibt er voll – nicht nur mit Kleidern, sondern mit Erinnerungen und Hoffnungen.

Am Ende bleibt mir nur eines: den Kreislauf zu akzeptieren. Denn auch wenn der Kleiderschrank immer zu voll ist, bedeutet das auch, dass er voller Möglichkeiten steckt. Und wer weiß – vielleicht brauche ich das eine Kleid ja doch irgendwann.

Wenn man die Lesebrille in jedem Raum braucht

Es gibt einen Moment im Leben, in dem man merkt: Die Lesebrille ist nicht mehr nur ein nützliches Accessoire – sie wird zum unverzichtbaren Begleiter in jedem Raum. Früher war die Brille eine gelegentliche Hilfe, die ich nur griffbereit hatte, wenn ich ein Buch lesen oder die klein gedruckten Zutaten auf einer Verpackung entziffern wollte. Doch heute? Ohne meine Lesebrille fühle ich mich blind, und sie scheint in jeden Winkel meines Alltags vorzudringen.

Es beginnt schon morgens. Die Lesebrille liegt auf dem Nachttisch, bereit, mir beim Checken der ersten Nachrichten auf dem Handy zu helfen. Denn ohne sie sehe ich nur verschwommene Buchstaben, die wie ein verwirrendes Puzzle vor meinen Augen tanzen. Selbst die simple Aufgabe, den Wecker auszuschalten, wird zur Herausforderung, wenn ich versuche, den richtigen Knopf zu treffen, ohne meine Brille aufzusetzen. Ich will gar nicht wissen, wie oft ich versehentlich den Schlummermodus aktiviert habe, weil ich das Display nicht klar erkennen konnte.

In der Küche geht es weiter. Rezepte lesen? Ohne Lesebrille unmöglich. Früher konnte ich einfach so drauflos kochen, aber heute brauche ich meine Brille, um die Mengenangaben zu entziffern. Und auch die Uhrzeit auf dem Herd? Schwierig zu erkennen, wenn ich meine Lesebrille nicht in Reichweite habe. Die winzigen Anzeigen auf den Küchengeräten scheinen wie eine Verschwörung, die mich dazu zwingt, die Brille immer griffbereit zu halten.

Und dann ist da der Supermarkt. Wenn ich vergesse, die Lesebrille mitzunehmen, kann der Einkauf zum Ratespiel werden. Was steht auf der Verpackung? Wie viele Kalorien hat dieses Produkt? Enthält es Gluten oder nicht? Ohne Brille bin ich dem Geschehen hilflos ausgeliefert, und das bedeutet oft: Schnell etwas greifen und hoffen, dass es das Richtige ist. Ich habe schon zu viele Male zu Hause festgestellt, dass ich die falschen Zutaten gekauft habe, weil ich die winzige Schrift auf den Etiketten einfach nicht lesen konnte.

Natürlich habe ich versucht, die Brille strategisch zu platzieren. Eine im Wohnzimmer, eine in der Küche, eine im Auto. Aber irgendwie ist sie immer genau dann nicht dort, wo ich sie brauche. Entweder liegt sie in einem anderen Raum, oder sie versteckt sich zwischen den Sofakissen, während ich verzweifelt auf der Suche nach ihr bin. Manchmal ertappe ich mich dabei, wie ich durch die Wohnung laufe und die Brille suche – natürlich ohne Brille, was das Ganze nicht gerade einfacher macht.

Doch das Leben mit Lesebrille hat auch seine komischen Seiten. Wenn ich sie auf der Stirn trage und dann hektisch überall nach ihr suche, nur um zu merken, dass sie die ganze Zeit da war, kann ich oft nur noch über mich selbst lachen. Diese kleinen Momente erinnern mich daran, dass das Älterwerden zwar Herausforderungen mit sich bringt, aber auch eine gesunde Dosis Humor erfordert.

Am Ende bleibt mir nur eines: Die Lesebrille ist jetzt mein ständiger Begleiter, und das ist auch in Ordnung. Vielleicht sollte ich in jedem Raum eine eigene Brille deponieren – oder lernen, die Welt ein wenig verschwommener zu sehen. Manchmal ist das gar nicht so schlecht.

Der Versuch, pünktlich zu sein – gescheitert!

Es gibt eine Tugend, die ich wirklich schätze, aber scheinbar nie so ganz in den Griff bekomme: Pünktlichkeit. Egal, wie sehr ich es mir vornehme, egal, wie früh ich anfange, mich fertig zu machen, am Ende passiert immer dasselbe – ich bin zu spät. Der Versuch, pünktlich zu sein, ist wie ein kleines Wettrennen gegen die Zeit, das ich ständig verliere. Doch warum? Warum scheitere ich immer wieder an diesem scheinbar simplen Ziel?

Es beginnt mit den besten Absichten. „Heute werde ich pünktlich sein", sage ich mir und plane alles minutiös. Ich stelle mir den Wecker früh genug, um in Ruhe aufzustehen, Kaffee zu trinken und mich fertig zu machen. Doch schon nach den ersten Minuten scheint der Plan ins Wanken zu geraten. Der Snooze-Button wird mein bester Freund, und plötzlich ist aus „nur noch fünf Minuten" eine halbe Stunde geworden. Der Tag fängt also schon mal nicht ideal an.

Dann kommt die nächste Hürde: das Anziehen. Eigentlich hatte ich mir doch am Vorabend überlegt, was ich anziehen wollte, oder? Doch in dem Moment, in dem ich in den Spiegel schaue, scheint dieses Outfit plötzlich nicht mehr ganz so passend zu sein. Also stehe ich vor dem Kleiderschrank, probiere verschiedene Kombinationen durch und stelle fest: Ich habe nichts anzuziehen. Dabei vergeht wieder wertvolle Zeit, und das anfängliche Zeitpolster schmilzt dahin wie Butter in der Sonne.

Und dann gibt es die kleinen Ablenkungen. Während ich versuche, mich zu beeilen, fällt mir ein, dass ich noch schnell die Mails checken sollte. „Das dauert nur zwei Minuten", denke ich – doch dann verliere ich mich in einer endlosen Kette von E-Mails, Nachrichten und vielleicht einem kurzen Blick auf Instagram. Ehe ich mich versehe, hat mich das Internet verschluckt, und die Uhr zeigt schon gnadenlos an, dass ich im Verzug bin.

Natürlich darf man den Schlüsselmoment nicht vergessen: den Moment, in dem ich gerade aus der Tür gehen will und merke, dass ich meine Schlüssel nicht finde. Oder mein Handy. Oder meine Tasche. Es ist, als hätten sich diese wichtigen Dinge absichtlich versteckt, nur um mich noch ein bisschen mehr unter Stress zu setzen. Und die Zeit? Tickt unaufhörlich weiter.

Wenn ich dann endlich unterwegs bin, treibt mich die ständige Frage an: „Werde ich es noch schaffen?" Der Versuch, pünktlich zu sein, verwandelt sich in eine rasante Hetzjagd gegen die Uhr. Jede rote Ampel, jeder langsame Fußgänger und natürlich der unvermeidliche Stau – all das verstärkt das Gefühl, dass die Welt sich gegen mich verschworen hat.

Am Ende stehe ich wieder da, fünf bis zehn Minuten zu spät, und frage mich, wie es schon wieder passieren konnte. „Das nächste Mal wird es besser", schwöre ich mir – doch tief in meinem Herzen weiß ich: Der Kampf um die Pünktlichkeit ist ein ewiger Kreislauf, den ich wohl nie ganz gewinnen werde.

Warum ich früher gerne auf Partys war – und heute nicht mehr

Früher waren Partys das Highlight meiner Woche. Die Vorfreude, das Tanzen bis in die frühen Morgenstunden, die lauten Gespräche mit Freunden – es gab nichts Besseres. Egal ob es eine wilde Hausparty oder ein schickes Event war, ich war immer dabei, bereit, die Nacht durchzufeiern. Doch heute? Der Gedanke an eine Party löst in mir eher ein tiefes Seufzen als Euphorie aus. Was ist passiert? Warum hat sich meine Liebe zu Partys so radikal verändert?

Damals bedeutete eine Party pure Freiheit. Man konnte sich in Schale werfen, das neueste Outfit präsentieren und das Leben feiern. Der Stress des Alltags war plötzlich ganz weit weg, und alles drehte sich um Spaß, Musik und Tanzen. Die Nächte waren lang, aber es fühlte sich an, als wäre das genau richtig so. Es war das perfekte Ventil, um den Kopf freizubekommen, und die Energie, die ich damals hatte, schien endlos.

Doch heute sieht das ganz anders aus. Der Gedanke, bis nach Mitternacht unterwegs zu sein, bringt mich schon ins Grübeln. Wo ich früher voller Vorfreude den Kleiderschrank durchstöberte, um das perfekte Partyoutfit zu finden, ziehe ich heute meine gemütlichsten Jogginghosen dem schicksten Kleid vor. Die Vorstellung, stundenlang in hohen Schuhen durch eine überfüllte Wohnung oder einen lauten Club zu gehen? Nein, danke! Was damals glamourös schien, fühlt sich jetzt einfach nur noch anstrengend an.

Das größte Problem ist wahrscheinlich der Lärm. Früher konnte es gar nicht laut genug sein – je lauter die Musik, desto besser! Doch jetzt? Ich finde mich auf Partys oft dabei wieder, wie ich die perfekte Lautstärke für ein Gespräch suche – die es meistens nicht gibt. Das ständige „Was?“ und „Könntest du das wiederholen?“ in Kombination mit dem Versuch, gleichzeitig zu tanzen und zu hören, führt dazu, dass ich mich eher erschöpft als belebt fühle. Früher war das egal, heute ist es ermüdend.

Dann sind da die Gespräche. Früher konnte ich stundenlang Smalltalk machen, über alles und nichts reden, und es machte Spaß. Doch heute merke ich, wie sehr ich echte, tiefgründige Gespräche bevorzuge. Die typischen Partygespräche über belanglose Themen lassen mich eher nach Hause wünschen, statt den Abend zu genießen. Der Gedanke, mit Freunden in einer gemütlichen Runde bei einem Glas Wein auf der Couch zu sitzen, ist einfach viel verlockender als lautes Geschrei und Tanz bis zum Morgengrauen.

Und natürlich gibt es noch das größte Hindernis: die Müdigkeit. Wo ich früher am nächsten Morgen problemlos weitermachen konnte, kämpfe ich heute oft schon nach einem langen Arbeitstag mit meiner Energie. Die Vorstellung, nach einer Party am nächsten Tag komplett erschöpft zu sein, macht den Partyspaß nicht gerade attraktiver. Früher war das „Durchhalten“ kein Problem, aber heute weiß ich, dass mein Bett der wahre Gewinner des Abends ist.

Also, ja – ich war früher gerne auf Partys, aber heute? Heute genieße ich die ruhigen Abende. Vielleicht habe ich mich verändert, vielleicht habe ich einfach andere Prioritäten. Aber eines weiß ich: Manchmal ist die beste Party die, die man gemütlich auf der Couch verbringt.

Prosecco und Powernaps: Ein Lebensmotto

Es gibt zwei Dinge, die mein Leben nachhaltig bereichert haben: Prosecco und Powernaps. Diese beiden einfachen Freuden des Lebens haben sich im Laufe der Jahre als mein persönliches Lebensmotto etabliert. Es klingt vielleicht simpel, aber wenn du einmal die Kraft dieser Kombination erkannt hast, verstehst du, warum sie so unwiderstehlich ist. Prosecco und Powernaps – das Geheimrezept für Lebensfreude, Balance und den richtigen Kick zur richtigen Zeit.

Fangen wir mit dem Prosecco an. Prosecco ist nicht nur ein Getränk, er ist eine Einstellung. Ein Glas Prosecco hebt sofort die Stimmung, ob bei einem gemütlichen Abend mit Freunden oder ganz allein zur Feier des Tages. Es ist leicht, spritzig und bringt eine unaufdringliche Eleganz mit sich. Ein Glas Prosecco signalisiert, dass man das Leben nicht allzu ernst nehmen sollte. Es hilft, die kleinen Siege des Alltags zu feiern, die Hektik hinter sich zu lassen und einfach mal durchzuatmen. Nach einem langen Tag, an dem alles schiefgelaufen ist, verwandelt ein prickelndes Glas Prosecco selbst den schlimmsten Tag in einen versöhnlichen Moment. Ein kleiner Luxus, der sofort ein Lächeln auf die Lippen zaubert.

Und dann gibt es die Powernaps. Ah, diese wundersame Erfindung! Während andere vielleicht noch nach der perfekten Work-Life-Balance suchen, habe ich herausgefunden, dass die Antwort in einem kurzen, knackigen Nickerchen liegt. Ein Powernap – und ich meine die echte Kunst, genau 20 Minuten zu schlafen, nicht mehr und nicht weniger – hat die Fähigkeit, mich wieder aufzuladen wie nichts anderes. Es ist, als ob mein Körper und Geist nach nur wenigen Minuten Schlaf komplett resettet werden. Diese kurzen Pausen mitten am Tag haben mich schon vor so vielen Tiefpunkten gerettet. Ob nach einer endlosen To-do-Liste oder einfach als Belohnung für erledigte Aufgaben – ein Powernap schenkt mir die Energie, den Rest des Tages mit frischem Elan anzugehen.

Zusammen bilden Prosecco und Powernaps das perfekte Gleichgewicht. Der Prosecco bringt die Lebensfreude, der Powernap die Energie. Der eine sorgt für die kleinen Momente des Genusses, der andere für die schnelle Erholung. Sie sind die perfekte Antwort auf die Herausforderungen des Alltags – egal, ob es darum geht, sich zu entspannen, zu erholen oder das Leben zu feiern.

Viele suchen nach komplexen Wegen, um den Stress des Alltags zu bewältigen, doch für mich liegt die Antwort in diesen beiden einfachen Dingen. Prosecco und Powernaps haben sich als mein persönliches Lebensmotto etabliert, eine Balance zwischen Genuss und Erholung. Es sind die kleinen Freuden, die den Unterschied machen, und die besten Dinge im Leben sind manchmal wirklich so unkompliziert.

Warum Yoga mich immer wieder in den Wahnsinn treibt

Yoga – für viele der Inbegriff von Ruhe, Entspannung und Ausgeglichenheit. Menschen schwärmen davon, wie Yoga ihren Geist beruhigt und ihre Flexibilität verbessert hat. Für mich jedoch? Yoga treibt mich regelmäßig in den Wahnsinn. Es scheint fast so, als ob ich und diese scheinbar sanfte Praxis nicht für einander bestimmt sind. Warum? Lass mich erklären.

Zunächst einmal gibt es da diese „Entspannung", von der alle sprechen. „Schalte deinen Geist ab", sagt der Yogalehrer mit dieser beruhigenden Stimme. Aber mein Geist? Der schaltet nicht ab. Er schaltet hoch. Statt in die Stille einzutauchen, beginnt mein Gehirn eine Party. Gedanken rasen durch meinen Kopf: Habe ich die Waschmaschine ausgemacht? Was koche ich heute Abend? Und wie lange soll ich noch in dieser schmerzhaften Haltung bleiben? Während andere es schaffen, im „Herabschauenden Hund" zur inneren Ruhe zu finden, frage ich mich, warum meine Handflächen auf der Matte so schwitzen und ob ich jemals wieder gerade stehen kann.

Dann wäre da noch das Problem mit der Flexibilität. In meinem Kopf bin ich natürlich beweglich wie ein Gummiband. Doch die Realität? Mein Körper weigert sich, sich in diese verdrehten Posen zu zwängen. „Knie sanft beugen, die Zehen berühren", höre ich den Lehrer sagen, während ich mich frage, wie es sein kann, dass meine Hände immer noch gefühlt einen Kilometer von meinen Füßen entfernt sind. Und diese eleganten Yogis in meiner Nähe, die sich mühelos in die „Taube" oder „Kobra" gleiten lassen? Ich sehe aus, als würde ich einen missglückten Versuch starten, einen Knoten in mir selbst zu machen. Und es fühlt sich auch so an.

Die Atemübungen treiben mich ebenfalls zur Verzweiflung. „Atme tief ein, atme aus", klingt in der Theorie wunderbar. Doch bei mir läuft das oft so: Entweder vergesse ich zu atmen, weil ich mich zu sehr auf den Schmerz in meinen Hüften konzentriere, oder ich atme so laut, dass es eher nach einem Windstoß klingt als nach einer meditativen Atmung. Die Harmonie zwischen Atem und Bewegung bleibt ein Rätsel, das ich einfach nicht lösen kann.

Aber das Schlimmste ist der Moment am Ende der Yogastunde – die „Tiefenentspannung". Alle legen sich friedlich hin, während ich da liege und denke: „Ist das wirklich schon vorbei?" Die Minuten ziehen sich ewig, und während andere in eine tiefe Entspannung gleiten, frage ich mich, warum mein Rücken auf der harten Matte so unangenehm schmerzt. Ich wälze mich herum und versuche verzweifelt, eine bequeme Position zu finden, während meine Gedanken weiterhin Karussell fahren.

Und doch, trotz all dieser kleinen Katastrophen, komme ich immer wieder zurück. Warum? Weil Yoga mich auf eine seltsame Weise anzieht. Ich weiß, dass es gut für mich ist – auch wenn es mich in den Wahnsinn treibt. Vielleicht, nur vielleicht, werde ich eines Tages den inneren Frieden finden, von dem alle sprechen. Bis dahin bleibe ich die leicht frustrierte Yogi, die zwischen Krieger-Pose und innerer Unruhe schwankt.

Die Sache mit dem Wecker – eine toxische Beziehung

Wenn ich an toxische Beziehungen denke, kommt mir als Erstes nicht eine andere Person in den Sinn – nein, es ist mein Wecker. Ja, richtig gelesen. Der kleine Apparat, der jeden Morgen ohne Rücksicht auf mein Wohlbefinden klingelt, als hätte er nichts Besseres zu tun, als mein Leben zu erschweren. Wir sind seit Jahren in einer innigen, aber zutiefst zerstörerischen Beziehung gefangen, und ich frage mich immer öfter, warum ich ihm so viel Macht über meinen Tag gebe.

Es fängt damit an, dass er ständig etwas von mir will – und zwar genau dann, wenn ich es am wenigsten gebrauchen kann. Egal, wie oft ich versuche, die „Beziehung" zu retten, indem ich ihn auf eine vernünftige Zeit einstelle, er entscheidet sich immer dafür, mich ausgerechnet in dem Moment aus dem Schlaf zu reißen, in dem ich ihn am meisten brauche. Mein Wecker kennt kein Mitgefühl. Er hört mein erschöpftes Flehen nicht, wenn ich ihn morgens anstarre und verzweifelt denke: „Noch fünf Minuten, bitte!"

Aber was macht er? Er antwortet mit seinem schrillen, unerbittlichen Piepen. Ein Geräusch, das nicht nur meinen Frieden stört, sondern meine Stimmung schon vor dem ersten Kaffee zerstört. Er ist wie ein Partner, der genau weiß, wann er die schlimmste Zeit auswählt, um Streit zu beginnen – und dann nicht nachgibt.

Natürlich, man könnte sagen: „Warum drückst du nicht einfach auf den Snooze-Button?" Aber das ist der wahre Haken dieser toxischen Beziehung. Das Snoozen ist das Äquivalent zum „Vielleicht ändert er sich ja doch"-Moment in einer ungesunden Beziehung. Ich drücke Snooze, um ein bisschen Zeit herauszuschlagen, mir einzureden, dass es besser wird. Doch was passiert? Der Wecker kehrt zurück, unnachgiebig und lauter als je zuvor, und erinnert mich daran, dass ich es nicht schaffen werde, ihm zu entkommen. Snoozen gibt mir nur die Illusion von Kontrolle, während ich in Wirklichkeit längst gefangen bin.

Manchmal beschließe ich, ihn zu ignorieren. Ich stelle ihn einfach nicht ein, in der Hoffnung, dass ich ohne ihn glücklicher bin. Aber dann? Die schmerzhafte Erkenntnis: Ohne den Wecker bin ich verloren. Ich stehe zu spät auf, hetze durch den Tag und bereue meine Entscheidung, ihn aus meinem Leben verbannt zu haben. Es ist ein klassisches Beispiel für eine toxische Beziehung – du weißt, dass es ohne ihn auch nicht besser wird, und doch schadet er dir ständig.

Und dann gibt es die Tage, an denen ich versuche, Kompromisse zu schließen. „Nur noch eine Stunde Schlaf, dann stehe ich wirklich auf!" Aber der Wecker lässt sich nicht auf Deals ein. Er hat seine Regeln und bleibt dabei. Es ist, als wäre er der sture Partner, der immer seinen Willen durchsetzen will. Es bleibt kein Raum für Verhandlungen.

Am Ende muss ich mich wohl damit abfinden, dass diese Beziehung nie ganz gesund sein wird. Der Wecker und ich, wir sind in einem ewigen Kampf gefangen – einem toxischen Kreislauf aus Kontrolle, Machtkämpfen und einem ständigen Gefühl des Verlusts, wenn er mich aus dem Schlaf reißt. Doch ohne ihn? Ohne ihn komme ich auch nicht weiter. Vielleicht ist es einfach Schicksal, dass wir so eng miteinander verbunden sind – auf toxische Art und Weise.

Warum mein Wecker mein Erzfeind ist

Es gibt Feinde, die dein Leben begleiten, ohne dass du es jemals gewollt hast. Für manche mag es ein schwieriger Kollege oder der störrische Drucker im Büro sein – für mich ist es der Wecker. Ja, mein Wecker ist mein Erzfeind. Seit Jahren liefert er sich mit mir ein erbittertes Duell, und egal, wie sehr ich versuche, Frieden mit ihm zu schließen, er gewinnt immer.

Zuerst einmal ist er gnadenlos. Es ist egal, ob ich am Abend zuvor müde ins Bett gefallen bin oder eine Nacht voller unruhiger Träume hinter mir habe – der Wecker hält sich strikt an seinen Auftrag: mich aus dem Schlaf zu reißen. Jeden Morgen aufs Neue setzt er mir mit seinem erbarmungslosen Piepen zu. Und egal, wie gut ich mich am Abend fühle, in dem Moment, in dem der Wecker losgeht, fühlt es sich an, als hätte er den Startschuss für den schlimmsten Moment des Tages abgefeuert. Warum, frage ich mich dann jedes Mal, fühlt es sich an, als würde er mich immer genau im Tiefschlaf erwischen?

Dann wäre da noch der Zeitpunkt. Er klingelt immer im schlechtesten Moment. Ich könnte schwören, dass ich in den Minuten vor dem Klingeln die tiefste Entspannung erreicht habe. Genau dann, wenn ich in den besten Traum abtauche oder endlich diese perfekte, gemütliche Schlafposition gefunden habe – genau dann schlägt der Wecker zu. Es ist, als wüsste er genau, wann er mir den größtmöglichen Schaden zufügen kann.

Und natürlich gibt es die Schlacht mit dem Snooze-Button. Ich will ihm ja aus dem Weg gehen, ihm eine zweite Chance geben. „Nur fünf Minuten", sage ich mir, aber der Wecker ist unerbittlich. Jedes Mal, wenn ich den Snooze-Button drücke, fühlt es sich an, als würde ich in eine tödliche Falle tappen. Denn er kommt zurück, lauter und unfreundlicher als zuvor, und zwingt mich dazu, erneut zu kapitulieren. Es ist, als würde er mein Flehen um Gnade ignorieren und mir nur eines sagen: „Aufstehen. Jetzt."

Selbst an den Wochenenden, wenn ich mir die Freiheit nehme, keinen Wecker zu stellen, bleibt seine Präsenz spürbar. Die Gewohnheit, ständig auf seine Schrecken vorbereitet zu sein, lässt mich oft früh aufwachen – obwohl ich endlich mal ausschlafen könnte. Es ist, als hätte er einen unauslöschlichen Platz in meinem Unterbewusstsein eingenommen. Der Wecker muss nicht klingeln, um mich zu quälen. Er hat längst seine Spuren hinterlassen.

Am schlimmsten jedoch ist das Gefühl, wenn ich ihn tatsächlich besiegt habe – wenn ich morgens aufwache und merke, dass der Wecker nicht geklingelt hat, weil ich ihn versehentlich ausgeschaltet habe. Dieser kurze Moment der Euphorie, bevor mir klar wird, dass ich zu spät dran bin und das Duell doch wieder verloren habe.

Ja, der Wecker ist mein Erzfeind, und doch kann ich ohne ihn nicht leben. Ich brauche ihn, um durch den Alltag zu kommen, und er weiß das. Es ist ein ewiger Kampf, aus dem ich selten als Sieger hervorgehe. Aber vielleicht ist das das Wesen eines Erzfeinds – du brauchst ihn, so sehr er dir auch schadet.

Wenn der Tag schon stressig beginnt

Es gibt Tage, die fangen nicht einfach an – sie überfallen dich förmlich. Man wacht auf, und bevor man überhaupt die Augen richtig geöffnet hat, spürt man, wie der Stress einen packt. Keine sanfte Morgenroutine, kein friedliches Schlummern – nein, der Tag schlägt ein wie ein Blitz, und du stehst sofort unter Strom. Willkommen in einem dieser Tage, die schon stressig beginnen und es schaffen, dass du dich nach dem Wecker schon erledigt fühlst.

Der erste Schock trifft, sobald ich auf die Uhr schaue. Es ist schon viel später, als es sein sollte. Ich habe den Wecker entweder verschlafen oder – noch schlimmer – bin im Halbschlaf über den Snooze-Button hinausgegangen und habe ihn ganz ausgeschaltet. Panik breitet sich aus. Der Tag hat noch nicht einmal richtig angefangen, und ich bin schon im Rückstand. Das Adrenalin pumpt sofort durch meinen Körper, und jegliche Hoffnung auf einen sanften Start in den Tag ist dahin.

Das Chaos setzt sich fort, als ich mich versuche, in Rekordzeit fertig zu machen. Die erste Hürde: die Kleiderschrank-Frage. Eigentlich hätte ich das gestern Abend planen sollen, aber wer hat dafür Zeit? Stattdessen stehe ich jetzt wie jeden Morgen ratlos vor dem Kleiderschrank und stelle fest, dass ich „nichts zum Anziehen" habe. Die Entscheidung fällt schließlich auf das erstbeste Outfit, aber natürlich passt es nicht ganz so gut, wie ich es mir vorgestellt habe. Die Zeit drängt, und die perfekte Wahl für den Tag bleibt ein Wunschtraum.

Dann die Küche – das nächste Schlachtfeld. Frühstück? Dafür ist keine Zeit. Es bleibt nur ein schneller Schluck Kaffee, der viel zu heiß ist und mich mehr hetzt, als dass er mich wach macht. Während ich versuche, einen Blick auf die E-Mails zu werfen, tropft der Kaffee auf mein halbwegs passendes Outfit. Natürlich! Stressiger kann der Tag kaum beginnen, und ich habe das Haus noch nicht einmal verlassen.

Doch der wahre Test steht noch bevor: der Verkehr. Auf dem Weg zur Arbeit sind alle anderen offensichtlich auch zu spät dran. Der Verkehr stockt, jede Ampel schaltet auf Rot, und jeder langsame Fahrer scheint genau vor mir zu sein. Ich klopfe nervös auf das Lenkrad, schaue im Minutentakt auf die Uhr und frage mich, warum die Welt heute gegen mich arbeitet.

Und während all das passiert, fällt mir auf: Ich habe noch nicht einmal richtig Luft geholt. Der Tag hat mich schon jetzt so sehr in seinen Griff genommen, dass ich vergessen habe, einfach mal durchzuatmen. Dabei habe ich noch keine einzige E-Mail beantwortet, keinen Anruf gemacht und keine einzige Aufgabe erledigt. Der Stress hat mich schon in den Fängen, bevor der Tag überhaupt richtig begonnen hat.

Manchmal frage ich mich, wie es dazu kommt, dass Tage so stressig starten. Liegt es an mir? An meinem Wecker? Oder ist es einfach das Leben, das ab und zu beschließt, dir direkt nach dem Aufstehen einen Hürdenlauf aufzutischen? Was auch immer der Grund ist – wenn der Tag schon stressig beginnt, ist das Beste, was man tun kann, einfach durchhalten. Denn irgendwann wird auch der stressigste Tag zu Ende gehen.

Die Suche nach dem richtigen Frühstück

Es gibt eine tägliche Herausforderung, die mich jedes Mal aufs Neue überrascht: die Suche nach dem richtigen Frühstück. Eigentlich sollte es einfach sein. Schließlich gibt es unzählige Möglichkeiten – von süß bis herzhaft, gesund bis genussvoll. Doch irgendwie gelingt es mir nie, das perfekte Frühstück zu finden, das mich zufriedenstellt und gleichzeitig fit für den Tag macht.

Die Woche beginnt oft mit den besten Absichten. „Morgen mache ich mir ein gesundes Frühstück", verspreche ich mir. Das bedeutet: Haferflocken, Obst, vielleicht etwas Joghurt – alles, was mir das Gefühl gibt, etwas für meinen Körper zu tun. Ich stelle mir vor, wie ich gemütlich meinen Obstsalat genieße und in den Tag starte, als wäre ich in einer dieser Hochglanz-Werbekampagnen. Die Realität? Die Haferflocken schmecken fad, das Obst klebt am Gaumen, und während ich versuche, den Löffel sauber in den Joghurt zu tunken, tropft es meistens auf meine frisch angezogene Kleidung. Perfekter Start? Nicht wirklich.

Also versuche ich es mit dem Klassiker: Toast mit Marmelade. Schnell, einfach und doch irgendwie immer ein bisschen zu langweilig. Nach dem ersten Bissen merke ich, dass ich zwar satt werde, aber es fehlt das gewisse Etwas. Und spätestens nach zwei Stunden meldet sich mein Magen zurück und fragt, warum ich ihn mit so etwas Belanglosem abgespeist habe. Die Toast-Marmelade-Option hält also nicht lange durch.

Vielleicht sollte ich es mit etwas Herzhaftem probieren? Ein Rührei oder vielleicht Avocado auf Toast? Klingt fantastisch – bis ich merke, dass die Zeit gegen mich arbeitet. Die Eile des Morgens lässt es kaum zu, dass ich mich in Ruhe hinsetze und ein kleines Kunstwerk aus Eiern und Avocado zaubere. Und wenn es doch mal gelingt, ist das Chaos in der Küche fast garantiert. Die Eier kleben in der Pfanne, die Avocado ist entweder zu hart oder schon zu weich, und am Ende fühle ich mich eher wie ein überforderter Koch in einer Schnellrestaurantküche, als dass ich in den Tag mit einem luxuriösen Frühstück starte.

Es gibt Tage, an denen ich einfach auf Kaffee setze. „Einfach nur Kaffee reicht aus", sage ich mir und greife nach meiner Lieblingstasse. Doch bereits nach der zweiten Tasse beginnt der Magen zu grummeln, und der Energieabfall ist nicht mehr weit. Kaffee allein kann eben nicht die Lücke füllen, die ein ordentliches Frühstück hinterlässt.
Die Suche nach dem richtigen Frühstück wird so zu einem täglichen Abenteuer. Es ist ein Balanceakt zwischen „gesund", „schnell" und „lecker", bei dem ich oft auf halbem Weg ins Straucheln gerate. Vielleicht ist es auch die Vielfalt der Möglichkeiten, die mich überfordert – zu viel Auswahl und zu wenig Zeit, sie alle auszuprobieren.

Am Ende läuft es oft auf eine spontane Entscheidung hinaus: ein schneller Toast, eine Banane, ein Croissant auf dem Weg zur Arbeit. Die Suche nach dem perfekten Frühstück geht also weiter. Aber eines habe ich gelernt: Das richtige Frühstück ist nicht nur eine Frage des Geschmacks, sondern auch eine Frage des Timings. Vielleicht finde ich es eines Tages – oder vielleicht bleibt die Suche einfach Teil meiner Morgenroutine.

Warum ich so gerne allein in Cafés sitze

Es gibt viele Dinge im Leben, die ich gerne tue, aber eines meiner absoluten Lieblingsrituale ist es, allein in einem Café zu sitzen. Für manche mag das seltsam wirken – alleine, ohne jemanden zum Reden, inmitten all der geschäftigen Menschen. Doch für mich ist das genau das Schöne daran. Ein kleiner Moment der Ruhe, mitten im Trubel des Alltags, in dem ich einfach nur dasitzen kann und nichts weiter tun muss, außer die Atmosphäre zu genießen.

Der erste Grund, warum ich das so liebe: die Freiheit. Wenn ich allein im Café sitze, gibt es keine Verpflichtungen. Kein Smalltalk, kein Druck, das Gespräch am Laufen zu halten – nur ich und mein Kaffee. Ich kann mir den Luxus gönnen, einfach mal nur an mich zu denken. Es fühlt sich fast an wie eine kleine Auszeit vom Leben, ein Moment, in dem ich komplett für mich sein kann. Und manchmal ist das alles, was ich brauche, um die Welt wieder ein Stück weit besser zu machen.

Dann ist da noch die Beobachtung der Menschen. Ich liebe es, in einem Café zu sitzen und die anderen Gäste zu beobachten. Jeder scheint in seiner eigenen kleinen Welt zu sein. Da ist das Paar am Nachbartisch, das sich angeregt unterhält, die Gruppe von Freundinnen, die lachend über ihren letzten Urlaub plaudern, und der Typ mit dem Laptop, der konzentriert an etwas arbeitet. Ich stelle mir vor, wer sie sind, was sie denken und wohin sie wohl gleich gehen. Es ist fast wie ein kleines Live-Theaterstück, bei dem ich der stille Zuschauer bin. Ohne dass es jemand bemerkt, lasse ich meine Gedanken schweifen und baue mir in meinem Kopf Geschichten zusammen.

Natürlich gibt es auch die einfachen Freuden, die ein Café bietet. Der Duft von frisch gemahlenem Kaffee, das Geräusch der Kaffeemaschine, die leise Hintergrundmusik – all das trägt zu einer Atmosphäre bei, die ich zu Hause so nie erleben könnte. Es ist gemütlich, und gleichzeitig habe ich das Gefühl, ein Teil des Geschehens zu sein, ohne aktiv daran teilzunehmen. Es ist dieser perfekte Mix aus Gesellschaft und Einsamkeit, der mich jedes Mal wieder anzieht.

Allein im Café zu sitzen, gibt mir auch die Möglichkeit, mich voll und ganz auf mich selbst zu konzentrieren. Manchmal lese ich ein Buch, schreibe in mein Notizbuch oder lasse meine Gedanken einfach treiben. Ich brauche keine Ablenkung, keine Gespräche – nur die Zeit für mich. Es ist fast meditativ, dieses Gefühl, inmitten des Lärms und der Hektik der Welt zu sein und trotzdem Ruhe zu finden.

Ein weiterer Vorteil? Niemand erwartet etwas von mir. Ich kann so lange bleiben, wie ich will, und keiner wird mich fragen, wann ich fertig bin. Es gibt keinen Zeitdruck, keinen festen Plan. Es ist dieser seltene Moment im Leben, in dem ich einfach nur da bin – ohne Ziel, ohne Aufgabe.

Am Ende geht es beim alleinigen Sitzen im Café darum, einen kleinen Moment der Selbstfürsorge zu finden. Es ist eine Chance, sich eine Pause zu gönnen, die Gedanken zu ordnen und das Leben ein bisschen langsamer an sich vorbeiziehen zu lassen. Für mich ist das Café mein kleines Refugium, ein Ort, an dem ich mich immer wieder neu sammeln kann – und genau deshalb sitze ich so gerne allein dort.

Früher war ich cool, heute bin ich bequem

Es gab mal eine Zeit, da hätte ich geschworen, ich sei cool. Wirklich cool. Ich war immer up to date mit den neuesten Modetrends, wusste, welche Bars in der Stadt „angesagt" waren, und konnte stundenlang über die neuesten Alben oder Filme diskutieren. Mein Kleiderschrank war voller modischer Highlights, und ein Wochenende ohne mindestens eine Party war undenkbar. Doch irgendwie hat sich das alles geändert. Früher war ich cool, heute bin ich bequem – und ehrlich gesagt, es fühlt sich großartig an.

Damals hätte ich nie im Traum daran gedacht, in Jogginghosen das Haus zu verlassen. Heutzutage frage ich mich, warum ich mich je in enge Jeans gequetscht habe. Meine geliebte Jogginghose und ein gemütlicher Pulli sind inzwischen mein Outfit der Wahl – ob zu Hause oder schnell mal im Supermarkt. Früher hätte ich mich dafür geschämt, aber jetzt denke ich: Wer braucht schon schicke Klamotten, wenn es so viel bequemer geht? Ich habe den inneren Frieden mit meinem entspannten Look gefunden, und das fühlt sich großartig an.

Auch meine Abende haben sich radikal verändert. Früher wäre ich nie zu Hause geblieben, wenn ich die Chance hatte, auszugehen. Heute sehe ich es als das ultimative Vergnügen an, auf der Couch zu sitzen, einen Film oder meine Lieblingsserie zu schauen und dabei ein Glas Wein zu genießen. Der Gedanke, mich in ein lautes Restaurant oder eine überfüllte Bar zu zwängen, bringt mich nur noch zum Kopfschütteln. Der wahre Luxus? Ein ruhiger Abend, keine Menschenmassen, kein Stress.

Die Musik ist ein weiteres Beispiel. Früher war ich immer derjenige, der die neuesten Bands und Tracks kannte. Heute höre ich dieselben Playlists seit Jahren – und finde sie immer noch perfekt. Wenn ich zufällig in die Charts reinhöre, frage ich mich oft, ob ich alt geworden bin oder ob die Musik einfach schlechter ist. Auf jeden Fall fühle ich mich bestens mit meinen „Oldies but Goldies" und habe keine Ambitionen mehr, hip oder trendy zu wirken.

Die Partynächte, die früher selbstverständlich waren, sind jetzt das, was ich meide. Die Vorstellung, bis in die frühen Morgenstunden zu tanzen, klingt nicht mehr verlockend – sie klingt anstrengend. Früher wäre es undenkbar gewesen, eine Einladung zu einer Party abzulehnen. Heute sage ich ohne schlechtes Gewissen ab und freue mich auf eine Nacht in meinem gemütlichen Bett. Schlaf ist der wahre Rockstar meines Lebens geworden.

Und dann ist da noch der Kaffee. Früher war ich stolz darauf, den besten Latte Macchiato in der coolsten Kaffeebar der Stadt zu trinken. Jetzt genieße ich meinen Kaffee in Ruhe zu Hause, vielleicht in der Sonne sitzend, und er schmeckt mindestens genauso gut. Keine Warteschlangen, kein hektisches Treiben – einfach nur Ruhe.

Ja, früher war ich cool. Heute bin ich bequem. Und ehrlich gesagt? Ich habe noch nie mehr das Gefühl gehabt, wirklich ICH zu sein. Coolsein ist überbewertet – bequemsein ist das wahre Glück.

Mein innerer Monolog beim Shopping

Es gibt kaum etwas, das so viel Chaos in meinem Kopf auslöst wie Shopping. Jede Shoppingtour ist ein inneres Drama, ein wortreicher Dialog mit mir selbst, den ich oft nur schwer im Griff habe. Mein innerer Monolog beim Shopping ist wie ein chaotisches Gespräch zwischen der Stimme der Vernunft und dem kleinen Teufel auf meiner Schulter, der einfach alles haben will. Es ist ein ständiger, widersprüchlicher Gedankenkampf – und ich gewinne selten.

Es fängt harmlos an. „Ich brauche nur ein paar Kleinigkeiten“, sage ich mir beim Betreten des Ladens. „Nichts Großes, nur das Nötigste.“ Aber kaum bin ich durch die Tür, blitzt schon das erste Teil in meinem Blickfeld auf. Ein schönes Oberteil, das perfekt zu den Jeans passen würde, die ich letzte Woche gekauft habe. „Das sieht toll aus!“, denke ich. „Aber brauchst du wirklich noch ein weiteres Oberteil?“ Vernunft und Versuchung beginnen sofort einen hitzigen Dialog. Während ich noch überlege, ob ich es überhaupt anfassen soll, wandert es irgendwie schon in meine Hand.

Dann folgt der Blick auf den Preis. „Okay, mal schauen... Oh, nicht so günstig.“ Ein kurzer Moment der Panik. „Leg es zurück“, flüstert die Vernunft. Doch dann kommt die Gegenstimme: „Aber es ist so schön! Und du verdienst es doch, dir etwas zu gönnen.“ Ich werfe einen zweiten Blick in den Spiegel und denke: „Man lebt nur einmal, oder?“ Und schwupps, das Oberteil ist nicht mehr nur in meiner Hand, sondern schon im Einkaufswagen.

Während ich durch die Gänge schlendere, beginnt die nächste Herausforderung: „Brauche ich diese Schuhe? Ich habe doch schon so viele.“ Ich bleibe stehen, schaue sie mir genauer an. „Aber diese sind anders. Du hast doch keine Schuhe in genau diesem Ton.“ Während meine Augen über die Regale wandern, meldet sich die innere Stimme wieder: „Schuhe kann man nie genug haben.“ Und obwohl ich genau weiß, dass mein Schuhschrank aus allen Nähten platzt, bin ich schon dabei, die Größe zu suchen. Natürlich kommt auch die innere Diskussion über „Basics“ ins Spiel. „Du brauchst noch eine schlichte, weiße Bluse“, sage ich mir. „Die kann man zu allem tragen.“ Und so wandert die Bluse – die gefühlt die fünfte ist – in meinen Einkaufskorb. „Aber die andere, die du zu Hause hast, ist schon ein wenig abgetragen, oder? Also, das ist eine vernünftige Entscheidung.“ Zack, gekauft.

Und dann kommt der eigentliche, große Moment: Die Entscheidung in der Umkleidekabine. Hier entfaltet sich das wahre Drama. „Das sieht gut aus, oder?“, frage ich mich selbst, während ich das Spiegelbild mustere. „Oder macht es mich irgendwie... breiter?“ Ich drehe mich hin und her, versuche, alle möglichen Blickwinkel zu erfassen. „Wenn ich ein bisschen abnehme, wird es bestimmt perfekt passen!“ Der Teufel auf meiner Schulter lacht leise, während die Vernunft die Augen verdreht: „Du weißt genau, dass du es in sechs Monaten nicht tragen wirst.“

Beim Gang zur Kasse stellt sich die nächste Frage: „Habe ich wirklich das Budget dafür?“ Ein kurzer Blick ins Portemonnaie, und die Diskussion geht weiter: „Ach, dafür kannst du ja im nächsten Monat etwas sparen.“ Die innere Stimme der Vernunft ist mittlerweile müde von der ständigen Niederlage.

Am Ende verlasse ich das Geschäft mit einer Tüte voller Sachen, die ich vielleicht nicht unbedingt brauche, aber bestimmt bald tragen werde. Und der innere Monolog? Der kehrt beim nächsten Shoppingtrip garantiert zurück.

Warum ich nie genug Taschen haben kann

Es gibt viele Dinge, die ich liebe, aber ganz oben auf der Liste stehen Taschen. Große, kleine, elegante, lässige – für mich gibt es kein Limit, wenn es um Taschen geht. Und obwohl ich mittlerweile eine stattliche Sammlung besitze, kann ich einfach nicht genug bekommen. „Warum?" fragst du dich vielleicht. Nun, lass mich dir erklären, warum ich nie genug Taschen haben kann.

Zuerst einmal: Jede Tasche hat ihre ganz eigene Funktion. Die eine Tasche ist perfekt für den Alltag, passt zu jedem Outfit und bietet genügend Platz für die unverzichtbaren Dinge des Lebens – Handy, Schlüssel, Lippenstift, und, ja, manchmal auch einen halben Haushalt. Aber dann gibt es diese Tage, an denen du eine schicke kleine Tasche brauchst, die nur das Nötigste fasst und perfekt für ein Abendessen oder einen eleganten Anlass ist. „Eine Tasche für alles"? Das gibt es einfach nicht. Jede Tasche erzählt ihre eigene Geschichte, begleitet mich zu verschiedenen Anlässen und macht aus jedem Moment ein bisschen mehr.

Dann wäre da noch die Farben- und Stilfrage. Schwarz passt zu vielem, aber manchmal braucht man eine beige Tasche, um das Outfit zu unterstreichen. Manchmal ist eine knallrote Tasche der einzige Farbtupfer, der ein schlichteres Outfit aufpeppt. Und dann gibt es die Jahreszeiten: Im Sommer liebe ich leichte, farbenfrohe Taschen, während im Winter gedecktere Farben und Leder die Hauptrolle spielen. Jede Saison ruft nach neuen Taschen, und es gibt keine Tasche, die einfach zu allem passt.

Es gibt auch die praktischen Taschen, die für bestimmte Aufgaben gemacht sind. Eine große Shopper-Tasche für den Marktbesuch oder das Fitnessstudio. Eine kleine, handsfreie Crossbody-Tasche für lange Spaziergänge, bei denen man nichts in den Händen halten möchte. Die schicke Clutch für den Abend oder die Arbeitstasche, die mein Laptop und meine Unterlagen verstaut. Jede Tasche erfüllt einen Zweck – und wenn es mal passt, muss sie in meine Sammlung!

Und dann ist da der emotionale Aspekt. Taschen haben Charakter. Sie sind nicht nur Accessoires, sondern kleine Begleiter, die meine Persönlichkeit widerspiegeln. Manche Taschen erinnern mich an besondere Momente: den Kauf auf einer Reise, den perfekten Fund im Sale, den spontanen Shopping-Trip mit einer Freundin. Manchmal ist es einfach das Gefühl, das eine Tasche auslöst, wenn ich sie trage – sie gibt mir das Gefühl, gut vorbereitet und modisch unterwegs zu sein.

Natürlich gibt es auch die Herausforderung des Stauraums. Eine Tasche, die mehr Platz bietet, als ich brauche, verführt dazu, alles Mögliche mitzunehmen, was ich vielleicht brauchen könnte. „Man weiß ja nie", sage ich mir, während ich neben meinem Handy und meinem Portemonnaie noch eine Sonnenbrille, Kopfhörer und einen Notizblock in die Tasche stopfe. Und genau deshalb brauche ich dann wieder eine kleinere Tasche für die Tage, an denen ich wirklich minimalistisch unterwegs sein möchte.

Am Ende geht es aber um mehr als nur um Funktionalität. Taschen sind kleine Kunstwerke. Sie haben die Kraft, ein Outfit zu verwandeln und jedem Look den letzten Schliff zu geben. Eine Tasche kann dein ganzes Selbstbewusstsein anheben – so banal das auch klingen mag.
Also ja, ich gebe es zu: Ich werde nie genug Taschen haben. Und ehrlich gesagt? Ich freue mich schon auf die nächste, die meiner Sammlung das gewisse Etwas hinzufügt.

Die Sache mit den Duftkerzen

Es beginnt meist ganz harmlos. „Nur mal gucken“, sage ich mir, wenn ich an einem Regal voller Kerzen vorbeigehe. Eine kurze Schnupperrunde, und schon bin ich gefangen. Lavendel, um abends zur Ruhe zu kommen, Vanille für die Gemütlichkeit an regnerischen Tagen, und Zimt und Apfel für die perfekte Herbst- oder Weihnachtsstimmung. Die Auswahl ist riesig, und es gibt für jede Stimmung und jede Jahreszeit den passenden Duft. Also, warum nicht für jede Laune eine eigene Kerze mitnehmen?

Der nächste Schritt ist klar: Zuhause angekommen, werden die Kerzen strategisch platziert. Eine im Wohnzimmer, eine im Schlafzimmer und vielleicht eine kleinere für das Bad. Schließlich soll jeder Raum seinen eigenen Charme haben. Ich zünde sie an und merke sofort, wie sich die Atmosphäre verändert. Der Lavendelduft breitet sich aus, das Licht flackert sanft, und plötzlich ist der Alltagsstress ein Stück weit entfernt. Eine Duftkerze hat die magische Fähigkeit, den Raum sofort gemütlicher und entspannter wirken zu lassen – sie ist wie ein kleines Stück Luxus im Alltag.

Doch damit hört es nicht auf. Jede Jahreszeit ruft nach neuen Düften. Im Frühling ist es etwas Frisches wie Zitrus oder Eukalyptus, im Sommer vielleicht Kokos oder Mango, die an Strandtage erinnern. Im Herbst und Winter gibt es die Klassiker: Zimt, Gewürznelken, Kiefer und Orange. Die richtigen Düfte sorgen nicht nur dafür, dass der Raum gut riecht, sondern bringen auch eine ganz besondere Stimmung mit sich – als würde jede Kerze eine eigene kleine Geschichte erzählen.

Das Problem an der Sache: Es bleibt nie bei einer. Die Sammlung wächst, weil für jeden Raum und jede Gelegenheit ein anderer Duft perfekt passt. „Das ist für den Abend“, sage ich mir, „dieser Duft ist nur für die Weihnachtszeit“ – und schon stehen 15 Duftkerzen auf meinem Regal, jede mit ihrer eigenen Daseinsberechtigung. Ich könnte sicher eine Kerze für den Rest des Jahres anzünden, und trotzdem erwische ich mich dabei, nach der nächsten Ausschau zu halten.

Doch mit der Freude kommen auch die kleinen Frustrationen. Nicht jede Kerze brennt so gleichmäßig ab, wie ich es gerne hätte. Manchmal hinterlassen sie einen Rest Wachs, der einfach nicht schmilzt, oder der Duft, der im Geschäft so intensiv war, verflüchtigt sich nach wenigen Minuten. Und dann sind da noch die Preise – manche Duftkerzen sind so teuer, dass ich mich frage, ob ich sie lieber nur ansehen sollte, statt sie anzuzünden. Aber am Ende gebe ich nach, denn der Duft, der sich im Raum ausbreitet, ist es wert. Natürlich gibt es auch praktische Überlegungen: Je nachdem, in welchem Raum sie steht, passt eine andere Kerze besser. Eine große, lang brennende Kerze für das Wohnzimmer, wo sie den ganzen Abend über für ein warmes Licht sorgen kann, und vielleicht eine kleine, feine Kerze für das Bad, die nur für eine halbe Stunde brennen muss. Jede Kerze hat ihren Platz, und jede verdient ihren Moment im Rampenlicht.

Am Ende ist es das Gefühl von Geborgenheit, das mich immer wieder zu den Duftkerzen zurückbringt. Der Duft, das flackernde Licht, die Ruhe – all das sorgt dafür, dass der Raum zu einem Rückzugsort wird. Und obwohl ich mir manchmal sage, dass ich genug Kerzen habe, erwische ich mich doch dabei, wie ich nach der nächsten greife. Denn eine Wohnung ohne Duftkerzen? Das ist für mich einfach unvorstellbar.

Warum Netflix mein bester Freund ist

Es gibt Freundschaften, die man über die Jahre schätzt, und dann gibt es Freundschaften, die ganz unverhofft zu einem lebenslangen Begleiter werden. In meinem Fall ist das so mit Netflix. Ja, richtig gelesen. Während andere vielleicht an ihren Wochenenden soziale Verpflichtungen haben oder ihre Abende in Bars verbringen, habe ich eine verlässliche Konstante in meinem Leben: Netflix. Warum? Weil Netflix immer da ist, wenn ich es brauche, und irgendwie mein bester Freund geworden ist.

Der erste Grund liegt auf der Hand: Netflix ist immer verfügbar. Es ist egal, ob es Montagmorgen oder Freitagabend ist, Netflix steht mir rund um die Uhr zur Seite. Es gibt keine Beschwerden, keine Vorwürfe, wenn ich mal keine Lust habe, das Haus zu verlassen oder mich unter Leute zu mischen. Netflix fragt nicht, ob ich zu müde oder zu faul bin – es ist einfach da, bereit, mir mit nur einem Klick Zugang zu einer Welt voller Serien, Filme und Dokumentationen zu bieten.

Und dann ist da die Vielfalt. Was für eine Laune ich auch habe – Netflix hat immer das Richtige für mich parat. An einem stressigen Tag, wenn ich einfach nur abschalten will? „Friends“ oder „The Office“ bringen mich zuverlässig zum Lachen. Bin ich in der Stimmung für etwas Herzschmerz? Ein romantischer Film wartet nur darauf, dass ich „Play“ drücke. Und wenn ich Lust auf etwas Spannung und Drama habe, bietet mir Netflix unzählige Thriller und Krimiserien, die mich stundenlang fesseln. Egal, ob ich nur 20 Minuten oder einen ganzen Tag Zeit habe, Netflix hat die perfekte Auswahl für jede Situation.

Binge-Watching ist ebenfalls ein besonderer Aspekt unserer Freundschaft. Netflix drängt mich nicht dazu, nach einer Episode aufzuhören – nein, es unterstützt mein Bedürfnis, Serienfolgen im Marathon zu schauen. Es gibt mir diesen wohligen Moment, in dem es fragt: „Nächste Folge?“ und ich stolz „Ja, bitte!“ wähle, ohne schlechtes Gewissen. Gemeinsam haben wir schon viele Nächte durchwacht, während eine Serie mich so in ihren Bann gezogen hat, dass ein „Stopp“ einfach nicht infrage kam.

Natürlich darf man auch die Flexibilität nicht vergessen. Es gibt Tage, an denen ich die Couch einfach nicht verlassen möchte. Kein Problem! Mit Netflix kann ich es mir gemütlich machen, eingewickelt in eine Decke, mit Snacks in der Hand, und dabei durch das endlose Angebot scrollen, bis ich genau das finde, wonach mir der Sinn steht. Und wenn ich unterwegs bin? Kein Problem! Netflix begleitet mich auch auf dem Tablet oder Handy. Es ist wie ein treuer Freund, der sich meinen Bedürfnissen anpasst und immer dabei ist. Manchmal sind es aber auch die unerwarteten Entdeckungen, die diese Freundschaft so besonders machen. Es gibt diese Momente, in denen ich ziellos durch die Kategorien streife und plötzlich auf eine Serie oder einen Film stoße, von dem ich noch nie gehört habe. Ich drücke auf „Play“, und bevor ich es merke, habe ich einen neuen Liebling gefunden. Netflix überrascht mich oft mit Empfehlungen, die meinen Geschmack genau treffen – es kennt mich eben gut!

Und wenn das Leben mal stressig ist, bietet mir Netflix die perfekte Flucht. Es entführt mich aus dem Alltag, bringt mich in Fantasiewelten, die mich alles um mich herum vergessen lassen, und schafft es, dass ich nach einem langen Tag in den endlosen Geschichten auf dem Bildschirm völlig versinke.

Warum ich plötzlich Podcasts höre

Es gibt eine neue Konstante in meinem Alltag, die ich bis vor kurzem noch völlig unterschätzt habe: Podcasts. Früher konnte ich nicht verstehen, warum Menschen stundenlang jemandem zuhören, der über ein Thema spricht, das sie auch einfach googeln könnten. Doch plötzlich finde ich mich dabei, wie ich Kopfhörer aufsetze und mich in die Welt der Podcasts entführen lasse. Wie ist es dazu gekommen? Lass es mich erklären.

Der erste Grund ist ganz einfach: Podcasts passen perfekt in meinen Alltag. Egal, ob ich im Auto unterwegs bin, den Abwasch mache oder sogar beim Spazierengehen – ein Podcast lässt sich immer einschieben. Es fühlt sich fast so an, als würde ich diese kleinen, oft langweiligen Momente des Alltags aufwerten. Wo früher Musik lief, höre ich jetzt spannende Geschichten, interessante Diskussionen oder inspirierende Gespräche. Es ist, als hätte ich die Möglichkeit, meine Zeit doppelt so effizient zu nutzen, weil ich gleichzeitig etwas lerne oder unterhalten werde.

Dann gibt es die Vielfalt. Es ist unglaublich, wie viele verschiedene Podcasts es da draußen gibt. Egal, ob ich Lust auf etwas Wissenswertes, Lustiges oder Entspannendes habe – es gibt für jede Stimmung den passenden Podcast. True Crime? Da höre ich mit angehaltenem Atem den spannendsten Kriminalfällen zu. Komödie? Da lache ich laut auf, als säße ich mitten im Gespräch meiner besten Freunde. Bildung? Ich lasse mich in Themen entführen, die mich interessieren, aber für die ich nie die Zeit hatte, ein Buch zu lesen. Diese unendliche Vielfalt macht Podcasts zu einem verlässlichen Begleiter für jede Laune.

Ein weiterer Punkt: Ich kann selbst bestimmen, wann und wie lange ich zuhören möchte. Bei Serien oder Filmen brauche ich Zeit, um mich wirklich darauf einzulassen, aber ein Podcast? Den kann ich pausieren und einfach später weitermachen, wenn es gerade nicht passt. Es gibt keine Verpflichtung, keine Angst, etwas zu verpassen – ich habe die Kontrolle.

Aber der Hauptgrund, warum ich plötzlich Podcasts höre, ist wahrscheinlich der, dass sie sich so persönlich anfühlen. Es ist fast so, als hätte ich jemandem direkt in meinem Ohr, der mir seine Gedanken, Meinungen oder Geschichten erzählt. Dieser intime Austausch, auch wenn er nur einseitig ist, gibt mir das Gefühl, dabei zu sein. Ob ich mich über die neusten Lifestyle-Trends informieren möchte oder einfach nur jemandem lausche, der über die Tücken des Alltags spricht – es fühlt sich nahbar und echt an.

Also ja, ich habe mich verliebt – in Podcasts. Sie sind der perfekte Begleiter für die kleinen Pausen im Alltag, und ich frage mich, warum ich sie nicht schon viel früher entdeckt habe.

Powernaps und Pläne – was wirklich zählt

Es gibt Tage, da plane ich alles minutiös. Der Wecker wird früh gestellt, die To-do-Liste ist lang, und ich habe diesen festen Entschluss: Heute werde ich alles erledigen!. Doch am Ende des Tages stelle ich fest, dass etwas ganz anderes wichtig war: der Powernap. Ja, Powernaps und Pläne stehen oft im direkten Konflikt zueinander – aber wenn ich ehrlich bin, gibt es Momente, in denen der Powernap einfach gewinnt. Und das ist völlig in Ordnung.

Die Sache mit den Plänen ist, dass sie zwar gut gemeint sind, aber das Leben sie oft über den Haufen wirft. Morgens bin ich voller Energie, mache mir Notizen, denke, ich werde den Tag wie eine Heldin meistern. Doch irgendwo zwischen dem Mittagessen und dem dritten Kaffee des Tages macht sich die Müdigkeit bemerkbar. Diese lähmende, nicht zu ignorierende Müdigkeit, die leise flüstert: „Nur 20 Minuten Schlaf, das tut doch nicht weh, oder?“ In diesem Moment wird der Plan zur Nebensache.

Und dann kommt der Powernap ins Spiel. Es beginnt mit einem „Nur ganz kurz die Augen schließen“. Aber wie wir alle wissen, ist das mehr als nur ein kurzes Innehalten – es ist ein kleines Wunder. Kaum 20 Minuten später bin ich wie neu geboren. Die Müdigkeit ist weg, die Energie zurück, und plötzlich erscheinen die Aufgaben auf meiner To-do-Liste viel machbarer. Ein Powernap wirkt oft Wunder, und ehrlich gesagt, frage ich mich manchmal, warum er nicht in meinen Tagesplan integriert ist.

Powernaps sind für mich mehr als nur Erholung. Sie sind ein kleiner Akt der Selbstfürsorge. In einer Welt, die von ständiger Produktivität und Effizienz geprägt ist, ist es ein erfrischender Kontrast, sich einfach mal die Zeit für einen kurzen Schlaf zu nehmen. Es geht nicht nur darum, neue Energie zu tanken – es ist ein Moment, in dem ich mir selbst erlaube, den Druck des Alltags loszulassen.

Die Wahrheit ist, dass Pläne großartig sind, um Struktur in den Tag zu bringen, aber was wirklich zählt, sind die kleinen Pausen dazwischen. Es ist nicht schlimm, wenn nicht alles auf der Liste abgehakt wird, solange ich mir die Zeit nehme, kurz durchzuatmen. Denn am Ende des Tages sind es oft nicht die abgehakten Punkte, die zählen, sondern wie ich mich dabei gefühlt habe.

Also, ja – Pläne sind wichtig, aber Powernaps? Die sind es auch. Und manchmal ist der beste Plan, einfach mal für 20 Minuten alles ruhen zu lassen.

Die Rückenschmerzen kommen, aber ich gehe nicht ins Fitnessstudio

Es gibt diese Tage, an denen ich ganz deutlich spüre: Die Rückenschmerzen sind da. Es fängt oft schleichend an – ein kleines Ziehen hier, ein unangenehmes Zwicken dort. In solchen Momenten höre ich die leisen, aber eindringlichen Worte meines inneren Gewissens: „Du solltest wirklich ins Fitnessstudio gehen. Rückenübungen würden dir guttun." Doch was mache ich? Statt ins Fitnessstudio zu gehen, lege ich mich auf die Couch und hoffe, dass die Schmerzen einfach von selbst verschwinden. Warum? Nun, lass mich erklären.

Das Fitnessstudio und ich, wir haben eine komplizierte Beziehung. Ich weiß, dass es mir helfen würde. Ich habe all die Artikel gelesen, in denen steht, dass Krafttraining und gezielte Übungen den Rücken stärken und die Schmerzen vorbeugen können. Ich weiß auch, dass regelmäßige Bewegung der Schlüssel zu einem schmerzfreien Leben ist. Aber zwischen dieser Erkenntnis und dem tatsächlichen Handeln klafft eine tiefe Lücke – gefüllt mit Bequemlichkeit und der stillen Hoffnung, dass der Schmerz vielleicht von alleine nachlässt.

Die Sache mit dem Fitnessstudio ist: Es ist anstrengend. Es erfordert eine Menge Motivation, sich aufzuraffen, in Sportkleidung zu schlüpfen und tatsächlich den Weg dorthin zu gehen. Schon der Gedanke daran, mich an Geräten zu quälen oder in einen Kurs zu gehen, bringt mich ins Grübeln. Könnte ich diese Zeit nicht besser auf der Couch verbringen? Der Gedanke, nach einem langen Arbeitstag ins Fitnessstudio zu fahren, fühlt sich oft an, als würde ich einen Berg besteigen müssen – und die Couch ist einfach zu verlockend.

Hinzu kommt, dass das Fitnessstudio voller motivierter Menschen ist, die es scheinbar lieben, ihre Rückenmuskulatur zu stählen, während ich mich schon bei der Erwärmung frage, ob ich das wirklich durchziehen kann. Der Vergleich mit diesen sportlichen Supermenschen lässt mich oft das Handtuch werfen, bevor ich überhaupt richtig angefangen habe. Die Vorstellung, mich neben diesen Fitnessfanatikern auf einer Matte zu winden, ist wenig motivierend.

Aber während ich so auf der Couch liege und mir einen weiteren Podcast anhöre, spüre ich es immer deutlicher: Der Rücken zwickt immer noch. Vielleicht könnte mir ein Besuch im Fitnessstudio tatsächlich helfen, und vielleicht wäre es gar nicht so schlimm, dort einfach mal eine Runde an den Geräten zu drehen. Doch dann blitzt der Gedanke auf: „Morgen ist auch noch ein Tag." Und so bleibt die Couch der Gewinner des Tages.

Die Rückenschmerzen kommen, das weiß ich – aber ins Fitnessstudio gehe ich trotzdem nicht. Zumindest nicht heute. Vielleicht aber morgen. Oder übermorgen. Schließlich, sage ich mir, ein bisschen Entspannung hilft auch.

Warum ich eigentlich nur noch Bio-Produkte kaufe

Es gab eine Zeit, da habe ich ehrlich gesagt kaum auf die Labels und Zertifikate geachtet, wenn ich im Supermarkt stand. Der Preis war oft der entscheidende Faktor, und das Thema Bio war eher etwas, worüber man lächelnd die Augen verdrehte. „Bio? Das ist doch nur teurer," dachte ich. Doch irgendwann, wie es so oft im Leben passiert, änderte sich meine Einstellung. Heute greife ich fast ausschließlich zu Bio-Produkten – und das aus mehreren Gründen.

Zunächst einmal war da der Moment der Erkenntnis, dass wir eigentlich nicht so genau wissen, was alles in unseren Lebensmitteln steckt. Pestizide, synthetische Düngemittel, Antibiotika – all diese Begriffe flogen plötzlich häufiger durch meine Gedankengänge, und ich begann, mich zu fragen: „Will ich das wirklich essen?" Bio-Produkte versprechen weniger Chemie und Schadstoffe. Es ist das Gefühl, dass das Essen auf meinem Teller nicht nur gut schmeckt, sondern auch besser für meinen Körper ist.

Ein weiterer Grund: Das gute Gewissen. Bio-Produkte kommen nicht nur mir zugute, sondern auch der Umwelt. Der Gedanke, dass durch den Kauf dieser Produkte weniger Pestizide in Böden und Flüsse gelangen und dass die Landwirte umweltfreundlichere Methoden verwenden, beruhigt mein Gewissen. Ja, Bio ist oft teurer, aber dafür unterstützt man nachhaltige Anbaumethoden. Es fühlt sich fast so an, als ob ich mit meinem Einkauf einen kleinen Beitrag dazu leiste, die Welt ein bisschen besser zu machen.

Dann wäre da noch die Qualität. Bio-Produkte schmecken einfach anders – besser, natürlicher, frischer. Die Tomaten haben wieder Geschmack, die Eier haben tiefgelbe Dotter, und das Brot schmeckt, als wäre es direkt vom Bäcker ums Eck. Es ist diese Rückkehr zu dem, was Lebensmittel eigentlich sein sollten: unverfälscht und nah an der Natur.

Natürlich gibt es auch den Hype-Faktor. Bio ist „in". Man sieht es überall – von den fancy Bio-Läden bis hin zu den hübsch designten Verpackungen im Supermarkt. Doch für mich ist das mehr als nur ein Trend. Es ist eine bewusste Entscheidung, weil ich mittlerweile nicht mehr nur auf den Preis schaue, sondern auf die langfristigen Auswirkungen, die meine Ernährung auf mich und die Umwelt hat.

Es ist auch das Vertrauen in die Bio-Labels. Auch wenn es immer wieder Diskussionen darüber gibt, was wirklich „bio" ist, fühle ich mich besser, wenn ich weiß, dass strenge Standards eingehalten werden müssen. Es gibt mir das Gefühl, dass zumindest ein gewisses Maß an Kontrolle da ist, und das beruhigt mich.

Ja, Bio-Produkte sind teurer, und manchmal denke ich mir auch: „Warum gebe ich so viel Geld für eine Banane aus?" Aber am Ende weiß ich, dass es sich für mich lohnt – für meine Gesundheit, für mein Gewissen und für den Geschmack. Und deshalb lande ich immer wieder in der Bio-Abteilung und kaufe mit einem guten Gefühl ein.

Die besten Ausreden für einen ruhigen Abend zu Hause

Es gibt Abende, da möchte man einfach nur auf der Couch liegen, sich in eine Decke einkuscheln und nichts tun. Doch das Leben ist manchmal ein Spielverderber, und es kommen Einladungen für Partys, Treffen oder andere soziale Aktivitäten. In solchen Momenten muss man kreativ werden, denn wer mag schon die Wahrheit hören: „Ich will einfach nur zu Hause bleiben und Netflix schauen." Zum Glück habe ich über die Jahre die besten Ausreden für genau solche Situationen perfektioniert. Hier sind meine Favoriten.

1. „Mir geht's heute irgendwie nicht so gut."
Dies ist ein absoluter Klassiker und funktioniert fast immer. „Ein kleiner Schnupfen, leichte Kopfschmerzen, vielleicht bahnt sich eine Erkältung an..." Niemand hinterfragt das, denn wer möchte schon riskieren, sich anzustecken? Außerdem erweckt es Mitleid – man ist die Heldin oder der Held, der lieber zu Hause bleibt, um niemanden anzustecken. Natürlich verbringt man den Abend dann nicht mit Tee und Wärmflasche, sondern gemütlich mit einer Serie und Snacks.

2. „Ich habe morgen früh einen wichtigen Termin."
Eine frühere Verpflichtung am nächsten Tag ist eine perfekte Ausrede. Es könnte ein berufliches Meeting sein oder ein Arzttermin – in jedem Fall vermittelt es den Eindruck von Verantwortung. Das Beste daran? Niemand wird fragen, was genau dieser „wichtige Termin" ist. Und während alle anderen feiern, sitzt du bequem auf der Couch und denkst: „Zum Glück kein Termin für mich, außer mit meinem Bett!"

3. „Ich muss noch etwas Dringendes erledigen."
Wenn es richtig hektisch ist und alle auf Party-Modus sind, wirft man diesen Satz ein: „Ich muss noch an einem wichtigen Projekt arbeiten." Ob es wirklich Arbeit ist oder die Aufgabe, die neue Staffel deiner Lieblingsserie durchzuschauen, spielt keine Rolle. Das Wort „wichtig" lässt alles seriös und unvermeidbar klingen, und niemand wird es wagen, dich von deinen „Pflichten" abzuhalten.

4. „Das Wetter sieht heute nicht so gut aus."
Dieser Trick funktioniert besonders gut in den kälteren Monaten. „Es soll später regnen", „Ich habe gehört, es wird glatt", oder „Mir ist es draußen einfach zu kalt." Schon der Gedanke daran, bei schlechtem Wetter rauszugehen, bringt die meisten Menschen dazu, dich zu verstehen. Und während der Regen draußen prasselt, kuschelst du dich drinnen mit einer Tasse Tee und einem guten Buch ein.

5. „Ich hatte eine super anstrengende Woche."
Wer könnte das nicht nachvollziehen? Ein langer, stressiger Tag oder eine Woche voller Arbeit und Verpflichtungen ist eine perfekte Begründung, um sich einen ruhigen Abend zu Hause zu gönnen. „Ich bin einfach total fertig" ist eine Ausrede, die niemand hinterfragt – schließlich muss jeder mal abschalten und sich erholen. So kannst du ohne schlechtes Gewissen zu Hause entspannen.

Am Ende des Tages geht es darum, sich nicht schuldig zu fühlen, wenn man einfach mal Zeit für sich braucht. Ein ruhiger Abend zu Hause ist manchmal genau das, was man braucht – und mit diesen Ausreden ist man bestens ausgerüstet, um ihn sich zu gönnen!

Freitagabend und die ewige Frage:
Was machen wir?

Es ist Freitagabend, die Woche ist endlich vorbei, und da ist sie wieder – diese eine, unvermeidliche Frage: „Was machen wir?“. Egal, wie oft man sich fest vornimmt, dass der Freitagabend diesmal einfach und stressfrei sein soll, die ewige Diskussion beginnt. Die Optionen liegen auf dem Tisch, und keine davon scheint jemals richtig zu passen. Es ist wie ein Ritual, das sich jede Woche aufs Neue wiederholt.

Die erste Option, die natürlich immer vorgeschlagen wird, ist: „Gehen wir raus?“ Eine Bar, ein Restaurant, vielleicht sogar eine Party. Der Gedanke klingt im ersten Moment gut – schließlich will man den Start ins Wochenende feiern. Aber dann beginnt der innere Dialog: „Kann ich mich wirklich aufraffen? Bin ich bereit, in überfüllten Locations zwischen lauten Menschen zu stehen? Will ich wirklich die bequemen Hausschuhe gegen schicke Schuhe eintauschen?“ Meistens kommt dann schnell die Erkenntnis: „Eigentlich möchte ich gar nicht raus.“
Aber was dann? Die nächste Idee: „Lass uns doch etwas bestellen und einen Film schauen.“

Das ist schon verlockender. Schließlich gibt es nichts Besseres, als den Abend gemütlich auf der Couch zu verbringen, mit einer Pizza auf dem Schoß und einem guten Film auf dem Bildschirm. Doch auch hier lauern die Tücken. „Was wollen wir schauen?“ Die ewige Netflix-Runde beginnt. Jeder hat eine andere Idee, aber niemand kann sich wirklich entscheiden. Nach 30 Minuten intensiven Scrollens durch die unendlichen Weiten der Filmvorschläge endet es oft damit, dass man einen alten Klassiker schaut – oder, noch schlimmer, völlig müde von der Entscheidungsfindung, doch nur die ersten fünf Minuten eines Films mit offenen Augen durchsteht, bevor man einschläft.
Dann gibt es immer noch die Möglichkeit: „Lass uns kochen.“

Gemeinsames Kochen, ein gutes Glas Wein und nette Gespräche – das klingt doch nach einem entspannten Freitagabend! Aber Moment mal: Kochen bedeutet Arbeit. Zuerst die Frage: „Was wollen wir überhaupt kochen?“ Und dann die Erkenntnis, dass man weder Lust noch Energie hat, sich durch das Rezept zu kämpfen, ganz zu schweigen vom Abwasch, der danach kommt. Der Traum vom entspannten Dinner daheim wird plötzlich anstrengender, als gedacht.

Natürlich gibt es auch immer jemanden, der die Frage in den Raum wirft: „Warum nicht einfach nichts tun?“

Das ist im Grunde die ehrlichste und einfachste Lösung. Ein Freitagabend ohne große Pläne, einfach mal treiben lassen, nichts tun. Doch wie oft fühlt man sich dann doch schuldig? „Sollten wir nicht das Wochenende feiern?“ Plötzlich entsteht der Druck, den freien Abend „sinnvoll“ zu nutzen, obwohl man insgeheim genau weiß, dass nichts tun eigentlich die beste Idee gewesen wäre.

Am Ende ist die Frage „Was machen wir?“ nicht nur eine Entscheidung über den Abend – sie ist ein Symbol für das ewige Dilemma, das perfekte Wochenende zu beginnen. Doch in Wahrheit zählt nicht, was man tut, sondern dass man es entspannt angeht. Vielleicht ist die beste Antwort auf die Frage: „Was machen wir?“ ganz simpel: „Egal, Hauptsache, wir machen es gemütlich.“

Der Versuch, Ordnung zu halten – Vergeblich!

Es gibt sie, diese guten Vorsätze, die man sich immer wieder vornimmt: „Heute halte ich Ordnung!“ Die Vorstellung, alles an seinem Platz zu haben, kein Chaos mehr zu sehen und ein aufgeräumtes Zuhause zu genießen, klingt so verlockend. Doch die Realität sieht meist anders aus. Ich habe den Kampf gegen das Chaos aufgenommen – und es fühlt sich oft an wie ein aussichtsloses Unterfangen.

Es beginnt mit dem besten Plan. Ich gehe motiviert durch die Wohnung, schnapp mir eine Tüte und beginne, alles, was ich nicht mehr brauche, auszusortieren. „Das kann weg, das ist überflüssig, und das zieht nur Energie!“ Während ich so vor mich hin sortiere, blüht der Raum fast auf. Ich fühle mich wie eine Heldin im Kampf gegen das Unordnung, und das Gefühl der Kontrolle ist berauschend. Doch sobald die Tüte voll ist und ich sie nach draußen bringe, geschieht das Unvermeidliche: Der Rest der Wohnung sieht schlimmer aus als zuvor.

Egal, wie sehr ich mich bemühe, die Ordnung zu halten, es scheint, als hätten alle Gegenstände einen geheimen Plan, sich gegen mich zu verschwören. Ich räume den Schreibtisch auf, und am nächsten Tag sind wieder überall Zettel und Tassen verteilt. Das Chaos hat einen eigenen Willen, und es ist, als würde es sich über Nacht wieder zurückschleichen. „Wie kann das sein? Ich habe doch gerade alles in Ordnung gebracht!“

Und dann sind da die Klamotten. Ich habe ein ganzes System entwickelt, um sie ordentlich im Schrank zu lagern. Doch schon nach einem Tag ist es vorbei. Plötzlich habe ich wieder einen Haufen Kleidung auf dem Stuhl, der als „Berg der Unordnung“ bekannt ist. „Ich kann das morgen aufräumen“, denke ich mir. Aber der Berg wächst, und der Gedanke, ihn abzutragen, wird zur schier unüberwindbaren Aufgabe.

Die Küche ist ein weiteres Schlachtfeld. Ich schaffe es, alles schön zu ordnen, die Töpfe, die Gewürze, das Geschirr. Doch dann koche ich – und plötzlich herrscht ein Chaos, das aussieht, als hätte ein Tornado gewütet. „Habe ich wirklich all diese Töpfe und Pfannen benutzt?“ frage ich mich und betrachte die unordentliche Szenerie mit einem Mix aus Schock und Verzweiflung.

Der schlimmste Feind der Ordnung? Die Zeit. Ich bin oft so beschäftigt mit meinem Alltag, dass ich einfach vergesse, aufzuräumen. Wenn ich nach einem langen Tag nach Hause komme, sind mir die kleinen Aufgaben oft zu viel. Die Motivation, gleich nach dem Kochen oder Arbeiten Ordnung zu halten, schwindet im Alltagsstress, und plötzlich wird das Aufräumen zur lästigen Pflicht, die ich vor mir herschiebe.

Am Ende gebe ich mir selbst die Erlaubnis, dass es in Ordnung ist, nicht immer alles perfekt im Griff zu haben. Vielleicht ist das Streben nach Ordnung an sich schon der eigentliche Spaß – auch wenn es oft vergeblich ist. Das Leben ist chaotisch, und manchmal ist es besser, sich dem Chaos zu ergeben und zu akzeptieren, dass Ordnung nicht immer sein muss. Schließlich sind die unordentlichen Momente oft die, die das Leben lebendig machen.

Wenn der Wecker nicht klingelt und die Welt untergeht

Es gibt Momente im Leben, die einen unerwartet aus der Bahn werfen. Der Wecker hat nicht geklingelt – und damit bricht für mich eine kleine Welt zusammen. Ich wache auf, blicke auf die Uhr und stelle fest, dass ich viel zu spät dran bin. Die Panik überkommt mich sofort. „Warum, Wecker, warum?!" Das ist der Moment, in dem sich alles anfühlt, als würde die Erde unter meinen Füßen wanken.

Es beginnt mit der Frage: „Habe ich den Wecker überhaupt richtig eingestellt?" Ich greife zum Handy und stelle fest, dass ich die Uhrzeit nicht nur falsch eingestellt, sondern den Wecker gleich ganz ausgeschaltet habe. Der Gedanke, dass ich einfach durchschlafen konnte, während der Rest der Welt bereits auf den Beinen war, bringt mich fast um. Die Welt kann mir egal sein, aber meine Pläne? Die scheinen in diesem Moment mit mir zu kollabieren.

Schnell springe ich aus dem Bett – die Zeit drängt! „Ich habe nur noch Minuten!", denke ich, während ich versuche, mich gleichzeitig anzuziehen, die Zähne zu putzen und einen Kaffee zu machen. Der Stress ist überwältigend, und während ich durch die Wohnung hetze, frage ich mich, wie ich es jemals schaffen soll, aus der Tür zu kommen. Ich greife nach einem Shirt, das ich gerade vor ein paar Tagen gewaschen habe – natürlich sind es die engsten, die sich im Schrank versteckt haben, und ich fühle mich schon beim Anziehen unwohl.

Das Frühstück? Keine Chance. Stattdessen greife ich nach einem schnellen Snack, den ich unterwegs essen kann. „Das muss reichen", murmle ich, während ich die Wohnung verlasse und mit dem Gedanken kämpfe, dass ich auf keinen Fall unpünktlich zur Arbeit kommen möchte. „Es ist kein Weltuntergang", sage ich mir, aber in meinem Kopf schreit alles: „Das ist es sehr wohl!"

Auf dem Weg zur Arbeit wird der Stress nur noch schlimmer. Jede rote Ampel scheint gegen mich zu sein, und der Verkehr hat es sich zur Aufgabe gemacht, mir den Weg zu versperren. Die ganze Situation fühlt sich an wie ein riesiger Wettbewerb – ich gegen die Welt, und die Welt hat definitiv die Oberhand. Mein Herz schlägt schneller, und ich kann nicht anders, als über die Absurdität nachzudenken: Nur weil mein Wecker versagt hat, wird der Tag zum Chaos.

Und dann, während ich versuche, ruhig zu bleiben, denke ich darüber nach, wie oft ich den Wecker ignoriert habe, um „nur noch fünf Minuten" zu snoozen. Ich hätte nie gedacht, dass ein paar Minuten so katastrophale Folgen haben könnten. In diesem Moment wird mir klar, dass ich beim nächsten Mal wirklich darauf achten sollte, den Wecker richtig zu stellen.

Letztendlich komme ich mit einem Mix aus Stress und Adrenalin im Büro an. Ich schaffe es, die Situation zu retten, obwohl ich innerlich immer noch in Panik bin. „Wenn der Wecker nicht klingelt und die Welt untergeht", das ist mein neues Mantra. Ich schüttle den Kopf und mache mir einen Kaffee – es gibt schließlich Schlimmeres. Am Ende ist es nur ein weiterer chaotischer Freitagmorgen in meinem Leben. Der Wecker kann mir nicht das letzte Wort geben – das bleibt mir vorbehalten.

Prosecco und Schlaf – meine Geheimwaffen

In einer Welt voller Stress, To-do-Listen und endloser Verpflichtungen habe ich zwei unverzichtbare Geheimwaffen entdeckt: Prosecco und Schlaf. Diese beiden Dinge, so simpel sie auch erscheinen mögen, haben sich als meine besten Verbündeten im Kampf gegen die Herausforderungen des Alltags erwiesen. Lass mich erklären, wie sie zu meinen ultimativen Verbündeten geworden sind.

Beginnen wir mit dem Prosecco. Es gibt kaum etwas Besseres, als nach einem langen Tag ein Glas dieses sprudelnden Wunders zu genießen. Der erste Schluck – der Geschmack von Trauben, die nach Sonne und Freiheit schmecken – fühlt sich an, als würde ich den Stress des Tages einfach wegschäumen. Prosecco ist nicht nur ein Getränk; es ist ein Lebensgefühl. Es signalisiert mir, dass es Zeit ist, die Beine hochzulegen und den Tag hinter mir zu lassen.

Ob beim Treffen mit Freunden oder beim gemütlichen Abend zu Hause – Prosecco ist stets dabei. Er bringt eine Leichtigkeit mit sich, die selbst den trübsten Tag aufhellen kann. Ich liebe die Geselligkeit, die mit ihm einhergeht. Während ich mit Freunden anstoße und lache, fühle ich mich einfach besser, egal, wie herausfordernd die Woche war. Das Sprudeln des Proseccos spiegelt sich in meinem Inneren wider und bringt Freude in den Alltag.

Und dann ist da der Schlaf. Schlaf ist für mich das ultimative Geschenk, das ich mir selbst machen kann. In einer Zeit, in der wir ständig erreichbar sind und der Druck, produktiv zu sein, größer denn je ist, ist Schlaf oft der erste Aspekt, der hintenangestellt wird. Doch ich habe gelernt, dass er essenziell ist. Ein guter Schlaf ist der Schlüssel zu meinem Wohlbefinden. Wenn ich meine Nächte gut plane und genug Schlaf bekomme, fühle ich mich wie neu geboren.

Schlaf ist die perfekte Ergänzung zu meinem Prosecco-Genuss. Am besten schmeckt der Abend, wenn ich den Tag mit einem Glas Prosecco ausklingen lasse und dann in ein tiefes, erholsames Schlafen eintauche. Es ist wie ein kleiner Zaubertrick: Ein entspannendes Getränk, gefolgt von einer regenerierenden Nacht, lässt die Sorgen des Alltags einfach verschwinden.

Diese Kombination hat nicht nur meine Lebensqualität verbessert, sondern auch meine Sicht auf das Leben verändert. Prosecco hilft mir, die kleinen Siege zu feiern, während Schlaf mir die Energie gibt, die ich brauche, um den nächsten Tag anzugehen. Wenn ich mich gestresst oder überfordert fühle, erinnere ich mich daran, dass es in Ordnung ist, mir einen Abend zu gönnen, an dem ich einfach abschalte und die Dinge genieße.

So kommen Prosecco und Schlaf zusammen, um mein Leben zu bereichern. In der Hektik des Alltags sind sie meine Geheimwaffen, um Balance und Freude zu finden. Denn manchmal sind es die einfachen Dinge, die das Leben am schönsten machen. Ein Glas Prosecco in der Hand und die Vorfreude auf eine gute Nacht sind für mich die perfekten Begleiter, um mit Leichtigkeit durch die Herausforderungen des Lebens zu navigieren.

Abschließende Worte

In einer Welt, die uns ständig dazu antreibt, perfekt zu sein, ist es wichtig, sich daran zu erinnern, dass es vollkommen in Ordnung ist, nicht immer perfekt zu sein. Jeder von uns hat seine Herausforderungen, seine chaotischen Tage und seine kleinen Misserfolge. Was wirklich zählt, ist die Fähigkeit, sich selbst zu akzeptieren und zu lieben – gerade dann, wenn nicht alles nach Plan läuft.

Es ist leicht, sich von den Erwartungen und dem Druck, die die Gesellschaft an uns stellt, überwältigen zu lassen. Aber genau in diesen Momenten ist es entscheidend, sich einen Schritt zurückzunehmen. Entspanne dich, atme tief ein und aus. Lass die Anspannung des Alltags hinter dir. Nimm dir Zeit, um die kleinen Dinge zu genießen – den ersten Schluck deines Lieblingsgetränks, das Lächeln eines Freundes oder einfach nur den Frieden eines ruhigen Abends zu Hause.

Erinnere dich daran, dass das Leben nicht immer ein gerader Weg ist. Es gibt Umwege, Abzweigungen und gelegentliche Stürze. Doch genau diese Momente machen das Leben spannend und einzigartig. Lerne, die Schönheit im Unvollkommenen zu erkennen, und feiere jeden Schritt, den du machst, auch wenn er klein ist.

Genieße das Leben in vollen Zügen! Sei gut zu dir selbst, umarme deine Fehler und feiere deine Erfolge. Am Ende zählt nicht, wie perfekt alles ist, sondern dass du dich in deiner Haut wohlfühlst und jede Erfahrung als Teil deines einzigartigen Lebenswegs annimmst.

Das ist der wahre Schlüssel zum Glück.

In diesem Sinne – lass uns alle ein wenig mehr Prosecco und Powernaps in unser Leben integrieren und die Reise genießen, egal wohin sie uns führt!

IT'S YOUR day

BE HAPPY

For this Moment,

THIS

(MOMENT)

is Your life

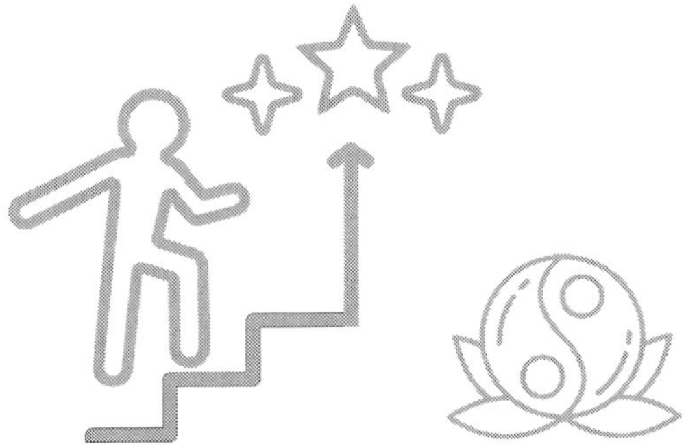

IMPRESSUM

ISBN: 9798343959277

CHRISTIAN GRAF

c/o Block Services
Stuttgarter Str. 106
70736 Fellbach

Fragen, Anregungen,
Kritik oder Wünsche?
nicwashington@gmx.com

MOTIVATION

Printed in Germany
by Amazon Distribution
GmbH, Leipzig

33967028R00048